Grübeln stoppen in 3 Wochen

Der Schlüssel um negative Gedanken, innere Blockaden und Sorgen ein für alle Mal loszuwerden

Marcel Lehmann

Haftungsausschluss und rechtliche Hinweise:

Alle Quellen und Studien, die zur Erstellung dieses Buches herangezogen wurden, wurden vorher ausgiebig überprüft und für qualitativ hochwertig befunden. Dennoch erfolgt die Umsetzung der darin vorgestellten Methoden auf eigenes Risiko. Der Verlag und der Autor können weder Haftung für Personen-, Sach- oder Vermögensschäden übernehmen, noch für die Richtigkeit und Aktualität der hier enthaltenen Informationengarantieren.

Beachten Sie, dass der Inhalt dieses Werkes auf der persönlichen Meinung des Autors basiert, zum Unterhaltungszweck dient und nicht mit medizinischer Hilfe gleichgesetzt werden darf. Bitte befragen Sie Ihren Arzt zu den in diesem Buch vorgestellten Empfehlungen, bevor Sie diese befolgen. Eine Garantie für das Erreichen der Ziele wird weder vom Autor, noch vom Verlag übernommen.

Des Weiteren enthält dieses Buch Links zu anderen Webseiten, auf deren Inhalt wir keinen Einfluss haben und damit keine Gewähr übernehmen können. Zum Zeitpunkt der Erstellung dieses Buches konnten keine Rechtsverstöße verlinkter Webseiten entdeckt werden.

INHALT

Vorwort

Lagst du schon einmal wach im Bett und konntest nicht schlafen? Wenn deine Antwort jetzt „Nein“ lautet bist du der Ausnahmefall. Denn so gut wie jeder Mensch lag nachts schon einmal wach und fast jeder hat sich dabei auch in einer Grübelei verloren.

„Warum habe ich diesen gemeinen Satz letzte Woche gesagt? Habe ich bei der Arbeit meinen Chef beeindrucken können? War ich schuld, dass meine Beziehung in die Brüche gegangen ist?“. Die Themen variieren von banal zu tiefgründig, haben aber alle gleichermaßen Potential einem den Schlaf zu rauben.

Wenn dieses Phänomen beginnt sich zu häufen und man immer öfter nicht mehr gut schläft und sich stattdessen in Endlosschleifen seiner eigenen Gedanken verliert, sollte man es nicht einfach geschehen lassen, sondern einen Ausweg finden. Man sollte nicht mit seinen Zukunftsängsten zu Bett gehen und mit seinen Selbstzweifeln aufwachen. Dauerhaft belastet das die Psyche gravierend und kann in manchen Fällen sogar als krankhaft angesehen werden. Es gilt also diesen Teufelskreis zu stoppen.

Anders als du jetzt vielleicht glaubst, bedarf es keiner großen Eingriffe in das alltägliche Leben. Man fängt klein an und arbeitet sich Schritt für Schritt vor, bis man gar nicht mehr nachvollziehen kann, warum man einmal so negativ eingestellt war. Wenn man sich einmal selbst eingestanden hat, dass die eigene Grübelei zum Problem geworden ist, kann man mit simplen Strategien lernen, das Gedankenkarussell zu stoppen, nach und nach die negativen Gedanken in rational und irrational zu gliedern und das Selbstbewusstsein zu stärken.

Ich spreche aus Erfahrung, wenn ich sage, dass die unnötigen Grübeleien das Selbstwertgefühl, den emotionalen Zustand und das alltägliche Leben einer Person beeinflussen können. Auch ich bin einmal in diesen Teufelskreis abgerutscht und morgens immer unregelmäßiger aus dem Bett gekommen. Ich lag nachts wach und habe jedes Missgeschick und jede unangenehme Situation meines Lebens immer und immer wieder durchgespielt, sodass ich im „hier und jetzt“ übermüdet und unmotiviert war.

Der dadurch entstehende Mangel an tatsächlichem Erfolg und Glücksgefühlen lies mich wiederum auch an meiner Zukunft zweifeln. Und schon war der Teufelskreis gebildet, aus dem ich so lange keinen Ausweg fand.

Du verstehst also warum ich persönliches Interesse daran habe, allen Menschen denen es ähnlich geht, zu helfen. Das Leben ist schön - zumindest die meiste Zeit. Wir müssen es nur schaffen die Schönheit auch zu sehen.

Es ist ein schwerer Weg, den wir gemeinsam beschreiten wollen, einer bei dem du konsequent bei der Sache sein musst. Es kann hart sein sich von alten Gewohnheiten und Mustern zu befreien, dafür ist das Ergebnis umso schöner. Also fasse den Entschluss und sammle die Motivation anzufangen. Ich verspreche dir, du wirst bald eine ganz neue Grundeinstellung und Lebensfreude erfahren.

1. Warum man grübelt und welche fatalen Auswirkungen es hat

Um das Grübeln zu stoppen ist es zu allererst wichtig herauszufinden, ob man es überhaupt tut. Nachdenken ist normal. Es liegt in der Natur des Menschen und soll gar nicht gestoppt werden. Aber ab wann zieht man die Grenze zwischen Nachdenken und Grübeln? Und was unterscheidet das Grübeln vom „sich Sorgen machen“? Die Klärung dieser Begriffe ist wohl eine der wichtigsten Voraussetzungen, um das Grübeln stoppen zu können. In der Umgangssprache verschwimmen die Grenzen zwischen diesen Wörtern meistens, was es schwer macht ihre unterschiedliche Bedeutung zu verstehen. Aber eigentlich ist es gar nicht so kompliziert.

Das Nachdenken ist der Ausgangsprozess. Man geht innerlich nochmal Ereignisse durch, überlegt sich Pläne für die Zukunft oder beantwortet sich im Geiste so banale Fragen, wie zum Beispiel „Was soll ich heute Mittag essen?". Solche Dinge finden mental statt und sind damit kognitive Prozesse. Nicht alles Nachdenken ist also negativ, viel eher ist es daseinsbestimmend. Wir alle müssen denken, um zu leben.

Wenn das Nachdenken über ein bestimmtes Thema oder Ereignis häufig auftritt, ist das schon der erste Schritt in Richtung Grübelei, aber auch noch lange nichts Schlechtes. Manche Themen im Leben sind einfach von hoher Relevanz und bedürfen daher mehr kognitiver Aufmerksamkeit. Die Frage nach der Studien- oder Berufswahl ist zum Beispiel mit viel systematischem Informieren, Nachdenken und Aussortieren verbunden, da man eine wichtige Entscheidung für das restliche Leben trifft und es viele verschiedene Faktoren zu beachten gilt.

Grübelei beginnt dort, wo das Nachdenken über ein Thema unproduktiv wird. Wenn man über Fragen nachdenkt, auf die es keine Antwort gibt, Situationen in denen man selbst machtlos ist, zum eigenen Problem macht oder Vergangenes, das man nicht mehr ändern kann, immer wieder durchlebt, dann gilt es als Grübelei. Man dreht sich immer wieder im Kreis, macht keine Fortschritte und hat auch nicht die Möglichkeit, die Themen emotional zu verarbeiten. Es ist ein mit negativen Emotionen verbundener Prozess, der sich meist gegen die eigene Person wendet und deswegen bekanntlich auch oft zu Selbstzweifeln und großer Unsicherheit führt.

Das Grübeln grenzt sich insofern vom Sorgen machen ab, dass es sich auf mehrere oder sogar alle Lebensinhalte bezieht. Sich Sorgen machen ist eher ein Begriff, der für zukünftige Ereignisse verwendet wird, vor denen man Angst oder Respekt hat. Dementsprechend bezieht es sich also nur auf bestimmte Momente und Lebenslagen und endet meist wenn das gefürchtete Ereignis eintritt. Grübeln dagegen ist allgegenwärtig und vor allem auf die Vergangenheit bezogen. Es setzt dort an, wo man keine Macht mehr hat etwas zu verändern oder sich anders zu verhalten und somit die negativen Gefühle zu reduzieren.

Stelle dir also selbst die Frage: „Denke ich noch oder grüble ich schon?" Sei dabei ehrlich mit dir selbst und versuche herauszufinden an welchen Lebenspunkten oder in welchen Situationen du gedanklich schon einmal endlos um ein Thema gekreist bist, ohne zu einer Lösung oder auch nur zu einem kleinen Fortschritt zu kommen. Gab es solche Momente schon? Wenn du jetzt mit „Ja" antwortest, dann hast du schon einmal gegrübelt. Aber machst du es regelmäßig? Hast du dich diese Woche, oder sogar heute schon, gedanklich in einem Thema verfangen, bei dem du keine Macht hast etwas zu verändern? Einsicht ist der erste Schritt zur Besserung. Gib ehrlich zu, wenn du dazu tendierst, dich unproduktiven und belastenden Grübeleien hinzugeben, denn nur dann kannst du auch etwas daran ändern.

Und die Änderung dieser Verhaltensweisen ist notwendig! Wenn Grübeln gehäuft auftritt, sollte man das nicht einfach abtun. Denn erwiesenermaßen gibt es große Zusammenhänge zwischen Grübeleien und psychischen Krankheiten, wie Depression, Angst- und Zwangszuständen oder sogar der Borderline-Persönlichkeitsstörung. Auch Trunkenheit oder Essstörungen sind in diesem Kontext keine seltenen Phänomene. Das bedeutet natürlich nicht automatisch, dass jeder Mensch der grübelt auch eine Krankheit hat oder zum Alkoholiker wird.

Trotzdem ist es wichtig, sich vor Augen zu halten, dass Grübeleien den Grundstein für solche Phänomene und psychische Zustände legen. Man darf das Grübeln nicht einfach als „nachdenken“ oder „ein bisschen besorgt sein“ abtun, sondern muss sich selbst eingestehen, wenn es zwanghaft und unausweichlich wird. Denn selbst wenn man nicht unter einer medizinisch diagnostizierbaren Krankheit leidet, führt die Grübelei dazu, dass man sich auf sozialer Ebene distanziert und die

Beziehungen zu Familie und Freunden leiden, da man andere nicht mit seinen Gedanken belasten möchte. Das treibt einen immer mehr weg von den sozialen Kontakten und hin zu noch mehr vernichtenden Gedanken.

Diese Informationen sollen keine Angst machen, sondern viel eher dazu anspornen, dem Teufelskreis aus eigener Kraft zu entfliehen, um nicht noch weiter in die Spirale der negativen Gedanken gerissen zu werden. Also raffe dich auf und arbeite aktiv an deiner gedanklichen Ausrichtung und gegen die Grübelei!

Ein erster Schritt ist es nun, zu verstehen, dass dein Kopf selektiv arbeitet. Du bist kein schlechter Mensch, weil du mal jemandem das Herz gebrochen hast. Genauso wenig hast du in dieser einen Situation bei der Arbeit etwas Blödes gesagt. Andere Menschen erinnern sich wahrscheinlich gar nicht mehr an den Moment, der dir Wochen später noch im Kopf herumschwirrt. Dein Geist spielt solche Dinge immer wieder durch und macht sie in deinen Gedanken größer, wichtiger und gravierender, als sie es tatsächlich waren. Genauso sucht dein Inneres nach mehreren Situationen in deinem Leben, die deine Grübeleien unterstützen. Wenn du zum Beispiel einen unsensiblen Kommentar zu Homosexualität gemacht hast, den du bereust, dann wird dein Gehirn viele Situationen finden, in denen du ähnlich reagiert hast. Vielleicht hast du als Kind mal ein homosexuelles Paar gesehen, dass Händchen hält und fandest es komisch oder hast etwas gesagt, wovon du glaubst, dass es als homophob aufgenommen werden könnte. Dein Gedächtnis kramt immer mehr Gedanken und vergangene Situationen hervor, die kongruent zu dem sind, worüber du dir ursprünglich zu viele Gedanken gemacht hast. So glaubst du irgendwann, dass du von anderen falsch wahrgenommen wirst und weißt nicht, wie du das ändern sollst. In Realität hat es aber vermutlich sowieso niemand so wahrgenommen, wie du glaubst. Du verwindest dich gedanklich immer weiter in eine Situation, die gar nicht existiert, sondern, die du in deinem Kopf selbst kreiert hast.

Es ist also wichtig zu verstehen, dass man eine Situation oder einen Moment nie objektiv erlebt, sondern immer nur aus seiner eigenen subjektiven Perspektive wahrnehmen kann. Das ist logisch, denn man kennt auch nur seine eigenen Gedanken und Gefühle und kann deswegen gar nicht alle in einem Moment relevanten Faktoren sehen und spüren.

Lass dir diese neue Information noch einmal durch den Kopf gehen, denn sie ist unfassbar wichtig bei dem Versuch das Grübeln zu stoppen. Nicht alles, was in deinem Kopf ist, oder was du dir zusammengereimt hast, stimmt wirklich. Wenn du es zulässt, erweitert dein Gehirn deine Gedanken immer weiter durch passende Erinnerungen, sodass ein verzerrtes Bild entsteht. Außerdem kannst du andere nicht lesen, du kannst also nicht wissen, wie sie dich wahrnehmen. Ahne nicht sofort das Schlimmste, es ist in den allermeisten Fällen unbegründet.

2. Die lebenswichtigen Erkenntnisse, die du dringend über deine Gedanken haben musst

Sehen, Hören, Riechen, Schmecken, Tasten. Das sind unsere fünf Sinne, mit denen wir wahrnehmen. Aber welchen Geschmack hast du gerade im Mund? Vielleicht ist es Kaffee oder Tee, vielleicht der Nachgeschmack deiner letzten Mahlzeit. Du kannst mir die Frage beantworten, da bin ich mir sicher. Aber hast du schon darauf geachtet bevor ich nachgefragt habe? Wahrscheinlich eher nicht. Deine Aufmerksamkeit war einer anderen Sache zugewendet. Vermutlich dem Inhalt dessen, was du gerade liest. Du strengst also deinen visuellen Sinn an. Alle deine Sinne funktionieren, und du kannst dich ihnen auch bedienen, wenn du deine Aufmerksamkeit darauf lenkst, aber es ist fast unmöglich alle gleichzeitig und gleichermaßen aktiv zu halten. Das beweist auf sehr simple Weise, dass wir nicht allen Sinneseindrücken Aufmerksamkeit schenken können. In jeder Situation ist der Mensch mehreren Millionen oder sogar Milliarden Reizen ausgesetzt. Weißt du wie viele es in dein Gehirn schaffen? Nur ein minimaler Anteil. Du kannst in einem Moment nur 200 Informationen aufnehmen, die dann in den Thalamus kommen.

Das ist eine Hirnregion im Zwischenhirn, in der fast alle Sinneswahrnehmungen verschalten werden. Dort wird das erste Mal die Information aussortiert, die als irrelevant empfunden wird. Danach setzen sich die Informationen durch, die deinen Erwartungen und Vorstellungen entsprechen, wobei weniger kompatible Informationen außen vorgelassen werden. Hast du hier kurz aufgehorcht? Du hast richtig gehört. In deinem Gehirn kommen hauptsächlich die Dinge an, die du schon denkst oder erwartest. Das ist einer der großen Faktoren, die zur Grübelei führen. Denn wenn in deinem Gehirn immer wieder passende Informationen ankommen, ist es logisch, dass das Gedankenkarussell immer mehr an Fahrt aufnimmt und du dich immer mehr in manche Themen hineinsteigerst. Das beweist nochmals die These, dass unsere Realität subjektiv ist.

Sie ist ein Fragment dessen, was tatsächlich existiert und setzt sich aus individueller Wahrnehmung und selektiver Verarbeitung zusammen. Das ist im ersten Moment ein seltsamer Gedanke, aber er gibt einem auch so viele neue Optionen und Freiheiten.

Du kannst nämlich deine Realität selbst bestimmen und gegebenenfalls auch ändern, denn das Konzept „Realität“ existiert, so wie wir es verstehen, gar nicht. Der banale Spruch „focus on the good“, auf Deutsch: „fokussiere dich auf das Gute“, bekommt gleich eine viel tiefergehende Bedeutung. Durch einen anderen Fokus kommen nämlich tatsächlich andere Gedanken zustande. Es hilft also mit Optimismus und Offenheit an neue Situationen heranzugehen. Genauso hilft es, eine vergangene Situation mit einer besseren Grundeinstellung zu betrachten. Bei einer schwierigen Vertragsverhandlung im Beruf sollte man sich zum Beispiel eher vor Augen führen, was gut gelaufen ist, welche Punkte abgearbeitet sind und welche es noch zu diskutieren gilt, anstatt sich immer zu erinnern, wo die Probleme liegen und wo die Kommunikation fehlgeschlagen ist. Genauso kann ein schwieriges Ereignis in deiner Vergangenheit, wie zum Beispiel der Umgang mit einem Todesfall, zu einem späteren Zeitpunkt hilfreich und tröstend für eine andere Person sein. So kann eine schmerzliche Erinnerung dann gleichzeitig positive Gefühle hervorrufen, da du jemand anderem helfen konntest. Die Vergangenheit ist nicht statisch, sie kann immer wieder neu interpretiert werden. Genauso können bei einer Erinnerung noch unverarbeitete Reize bemerkt werden und so einen vergangenen Moment in ein ganz neues Licht rücken.

Lass dich auf einen kleinen Exkurs ein, um zu verstehen, wie deine Gedanken funktionieren.

Du verfolgst einen Mordfall in den Medien. Ein Mann namens George Smith wurde in seinem eigenen Haus erstochen und man versucht herauszufinden, wer es war. Du findest die Tat schrecklich und fragst dich, welcher grausame Mensch das tun könnte. Die Medien haben den Bruder im Visier, der durch ungerecht verteiltes Erbe auch ein Motiv hätte, die Tat begangen zu haben. Du bist überzeugt, dass der Bruder es war und empfindest eine tiefe Abscheu ihm gegenüber. Geld und Erbstreit sollten nicht so wichtig sein, dass man sich gegen seine eigene Familie wendet. Du bist noch entsetzter, als der Bruder anfängt Anne, die Ehefrau von George, zu beschuldigen. Die arme Frau hat ihren Ehemann verloren und nun auch noch einen Gerichtsprozess am Hals. Anne gesteht den Mord nach einigen Tagen und du verstehst die Welt nicht mehr.

Du bist schockiert, empfindest eine tiefe Abneigung gegenüber Anne und verfolgst den Fall nicht weiter.

Einige Wochen später sprichst du mit Bekannten über diesen Mordprozess, der in den Medien so viel besprochen wurde. Einer deiner Freunde erklärt, dass er tiefes Mitgefühl mit Anne hat und die ganze Situation unfassbar traurig findet.

Du wiedersprichst aufgebracht, immerhin hat sie ja ihren Ehemann umgebracht und sitzt nun zurecht im Gefängnis. Dein Bekannter erklärt dir, welche Informationen noch ans Licht kamen, als du aufgehört hast den Prozess zu verfolgen.

Anne wurde von ihrem Mann missbraucht, geschlagen und vergewaltigt, während er sie auch noch regelmäßig betrog.

Aufgrund der verzwickten Familienverhältnisse, Georges aggressivem Verhalten und ihrer Abhängigkeit von ihm schaffte sie es nicht, einfach mit den Kindern abzuhauen. Sie hatte es mehrfach versucht und immer mehr den Zorn ihres Mannes auf sich gezogen.

Es wurde immer schlimmer, bis sie irgendwann den Entschluss fasste ihn zu töten.

Du bist schockiert. Du glaubst zwar nicht, dass Mord die richtige Lösung war, aber Anne tut dir leid und du kannst ihre Handlungen nachvollziehen. Du hältst es für ungerechtfertigt und unmenschlich, dass sie nun zu lebenslänglicher Haft verurteilt wurde.

Es sollten doch wenigstens mildernde Umstände gelten.[1]

---

[1]Geschichte ist fiktiv ohne speziellen Bezug zu einem realen Geschehen

Hast du schon verstanden, was du dadurch lernen solltest? Mit jeder neuen Information, die du nach und nach bekommen hast, hat sich dein Bild und deine Wahrnehmung von der Situation geändert. Von der Abscheu und dem Entsetzen, dass am Anfang dominiert hat, ist jetzt nicht mehr viel übrig. Viel mehr empfindest du Mitleid.

Nun erinnere dich auch daran, dass du viele Informationen, die deine eigenen Gedanken und Gefühle so einfach ändern könnten, manchmal gar nicht verarbeitest. Und vergiss nicht, dass du die Macht hast, neue Informationen zuzulassen und so deine Sichtweise ändern kannst.

Unser eigenes Leben ist eine Geschichte, die wir immer wieder neu schreiben und erzählen können. Mit jeder Information oder jeder Erinnerung haben wir die Möglichkeit, Geschehenes neu zu interpretieren und eine neue Geschichte zu schreiben. Nichts was wir erleben oder erzählen ist zu 100 Prozent „wahr“, sondern es stimmt immer nur aus einer bestimmten Perspektive.

Um gegen die Grübelei anzukämpfen ist das die wichtigste Grunderkenntnis. Denn sobald du wirklich verinnerlicht hast, dass du Macht über deine eigenen Gedanken hast und, dass du die Sichtweise auf deine Vergangenheit ändern kannst, schaffst du es auch, aus den endlosen Spiralen der unproduktiven Gedanken auszubrechen. Dein Leben ist eine Geschichte. Suche dir eine neue Perspektive, schenke Nebeninformationen mehr Gewicht und schreibe die Geschichte neu!

Eine weitere wichtige Erkenntnis, die dir helfen wird, mit deinen Grübeleien besser umzugehen, ist, dass du nicht dein Geist und deine Gedanken bist. Wir alle gehen davon aus, dass unsere Identität und unser Dasein in unserem Gehirn sitzt. Wir glauben, dass die Stimme, die wir in unserem Kopf hören, wir selbst sind. Aber das stimmt nicht! Unser Geist ist zwar ein wichtiger Teil von uns, aber nicht unser ganzes Dasein. Viel mehr ist er eine Instanz, genau wie die einzelnen Organe oder der Verdauungstrakt oder Blutkreislauf. Und jede Instanz hat ihre eigenen Aufgaben, die sie bewältigen muss.

Während das Herz schlägt, um dich am Leben zu erhalten und der Magen dafür zuständig ist, deine Nahrung zu verdauen, hat der Geist, der im präfrontalen Kortex sitzt, die Aufgabe zu denken und Probleme zu lösen. Wir dürfen ihm also nicht zu viel Macht zusprechen, denn er ist nur ein Bruchteil unserer ganzen Existenz. Er ist außerdem fehlbar, denn er kann nicht zwischen lösbaren und unlösbaren Problemen unterscheiden. Wenn du zum Beispiel einen wichtigen Arzttermin hast oder gespannt auf Rückmeldungen zu einer Bewerbung wartest, werden deine Gedanken immer weiter um diese Ereignisse kreisen, obwohl du sie nicht beeinflussen kannst. Wenn eine Bewerbung eingereicht ist oder Ergebnisse für Bluttests ausstehen, gibt es nichts, was man tun kann, um den Prozess zu beschleunigen oder den Ausgang zu verändern. Trotzdem beschäftigt man sich immer und immer weiter kognitiv damit, weil der Geist nicht versteht, dass dies ein unlösbares Problem ist.

Die Grübelei entsteht also, weil dein Geist eine fehlbare und imperfekte Instanz in deinem Dasein ist und du ihm mehr Macht zusprichst, als ihm zusteht. Ein Mensch produziert zwischen 50.000 und 80.000 Gedanken pro Tag, wovon nur ein kleiner Anteil tatsächlich relevant und zielführend ist. Außerdem prägen sich vor allem negative Gedanken nachhaltig ein und werden als Realität angenommen. Aber wie du ja schon weißt, gibt es die „Realität" gar nicht, sondern nur Wahrnehmung aus einem bestimmten Winkel. Vergangenheit und Zukunft dominieren in deinem Kopf. „Was habe ich in dieser Situation letzte Woche falsch gemacht? Werde ich in 3 Jahren Kinder haben?" Die Gedanken beschäftigen sich selten mit dem Hier und Jetzt. Aber sollte die Gegenwart nicht am relevantesten sein, da wir auch in der Gegenwart leben und dort glücklich und zufrieden sein wollen?

Bevor du nun lernst wie du deinen Geist gezielt trainieren kannst, verinnerliche nochmal das eben gelernte. Du hast verstanden, dass deine Wahrnehmung selektiv ist und sich deine Perspektive auf ein Ereignis oder einen Sachverhalt mit jeder neuen Information komplett verändern kann. Du kannst auch deine Erinnerungen systematisch verändern, indem du sie aus einem neuen

Winkel betrachtest.

Außerdem bestimmt dein Geist nicht dein Ganzes Dasein. Du musst nicht jedes Problem in deinem Kopf lösen können. Deine Gedanken und Wahrnehmungen sind nicht immer richtig. Du bist mehr als deine Gedanken!

3. 9 psychotherapeutische Übungen, mit denen dir negative Gedanken nichts mehr anhaben

Mal wieder eine kleine Geschichte: Zwei deiner Freunde, ein Paar, kommen aus dem Sommerurlaub zurück.

Bei einem Telefonat erzählt dir Tina ein paar Details zu ihrem Aufenthalt in Italien.

Sie erzählt von eher mittelmäßigem Wetter und vielen Komplikationen bei der Reise. Außerdem hat sie das Gefühl mit Robert in eine ungewollte Routine gefallen zu sein und nicht mehr so verliebt zu sein wie früher. Als du einige Tage später mit Robert sprichst, erzählt er ganz andere Dinge. Er berichtet wie schön es war, gemeinsam mit Tina unterwegs zu sein und dass er sich in seiner Beziehung zu ihr sehr gefestigt und sicher fühlt. Die Reise war ein kleines Abenteuer, das Essen sehr lecker und Italien wunderschön.

Die beiden waren im gleichen Urlaub und haben dieselben Dinge erlebt. Keiner von beiden lügt dich über die Ereignisse an oder erzählt Unwahrheiten. Warum fallen ihre Reiseberichte so unterschiedlich aus? Tina und Robert sind schon einige Zeit zusammen und während Tina glaubt, die beiden haben ihr Feuer und ihre Verliebtheit verloren, freut Robert sich, dass die beiden ein so gut eingespieltes Team sind, das den Alltag gemeinsam genießen kann. Tina hängt an der Vergangenheit fest, während Robert sich auf die Gegenwart einlässt.

Tina empfindet die Reisekomplikationen als anstrengend und nervig, während sie für Robert „Abenteuer-Charakter" haben. Tina hält zu sehr an ihren aufgestellten Reiseplänen fest, um sich auf die Ungewissheit einzulassen. Es ist mal wieder alles eine Sache der Perspektive. Aber gleichzeitig geht es auch darum, einen gewissen Abstand zu seinen eigenen Gedanken herstellen zu können. Wenn Tina zum Beispiel nicht so sehr an ihrer alten Beziehungsdynamik oder vorher überlegten Reiseroute festhalten würde, könnte sie den Urlaub viel mehr genießen. Man kann Situationen und Sachverhalte immer aus verschiedenen Perspektiven beleuchten.

Man kann beispielsweise sowohl für als auch gegen Deutschlands Austritt aus der EU gute Argumente anbringen. Das gleiche gilt für die Legalisierung von Cannabis oder die verschiedenen Maßnahmen zur Eindämmung der Corona-Krise. Egal welche Meinung man selbst vertritt, man muss zugeben, dass auch Argumente, die gegen den eigenen Standpunkt sprechen, eine gewisse Validität besitzen. Um das zu erkennen, muss man sich aber auf einer persönlichen und emotionalen Ebene von der Diskussionsfrage distanzieren.

Genauso kann man sich auch von seinen eigenen Gedanken distanzieren, wenn diese drohen, Überhand über den eigenen Gemütszustand zu nehmen. Nur wer Abstand von seinen Gedanken und seinem Geist nehmen kann, ist auch in der Lage dazu, mit negativem mentalen Input umzugehen.

Eben dieser Abstand gibt einem die Freiheit, selbst zu entscheiden, auf welche Gedanken wir reagieren wollen, welche wir ernst nehmen und verinnerlichen, und welche wir einfach ignorieren.

So kann man durch Gedanken erzeugte innere Barrieren überwinden und ohne großen inneren Druck oder vorherrschendes Unwohlsein seinen Weg gehen. In der „Acceptance and Commitment Therapie“ (ACT) nennt man diesen Prozess der Distanzierung „cognitive Defusion“. Wie du die ersten Schritte hin zu dieser Defusion machst, erfährst du jetzt.

HÄUFIGE GEDANKEN IDENTIFIZIEREN

Im ersten Schritt ist es wichtig, sich selbst vor Augen zu führen, welche belastenden Gedanken man vermehrt hat. Wir tendieren nämlich dazu, uns immer wieder über die gleichen Sachen Sorgen zu machen und um die gleichen Gedanken zu kreisen - die typische Grübelei-Spirale. Wenn man die immer wiederkehrenden Übeltäter identifiziert hat, bemerkt man vielleicht eher, dass man wieder an der gleichen Stelle feststeckt.

Aber es kann auch beruhigend sein, wenn du lernst, dass dein Geist eigentlich sehr wenig einfallsreich ist. Er findet nicht jeden Tag neue Selbstzweifel oder negative Aspekte an dir, sondern wiederholt sich immer wieder. Das bedeutet, die Flut an negativen Gedanken, von der du manchmal glaubst, dass sie dich erdrückt, ist gar nicht so groß, wie sie scheint. Allein das Bewusstsein dafür, welche Gedanken dich nachts wachhalten und wie regelmäßig du sie hast, ist schon der wichtigste Ansatz, um Kontrolle über deinen eigenen Geist zu bekommen. Also los! Greife zum Stift und erstelle dir eine Rangfolge mit den fünf bis zehn negativen Gedanken, die du immer wieder hast. Diese Liste kann sich langfristig natürlich verändern, also scheue nicht davor zurück, sie in ein paar Wochen oder Monaten nochmal zu überarbeiten.

UND STATT ABER

Wer unsicher ist, findet oft Ausreden. „Ich würde mich für den neuen Yoga Kurs anmelden, aber ich habe Angst, zu wenig Zeit zu haben." Wer Unwillig ist findet auch Ausreden. „Ich würde jetzt gerne Joggen gehen, aber es ist zu kalt draußen." „Ich will mich mit Freunden treffen, aber ich habe Angst mich der Gruppe nicht zugehörig zu fühlen". „Ich möchte jemandem meine Gefühle gestehen, aber habe Angst abgewiesen zu werden."

Das „Aber" ist ein typisches Wort für einen Grübler. Er hat sich so in seinen Gedanken verfangen, dass er gar keine Lust mehr hat, wo anders zu leben und zu erleben, als in seinem eigenen Geist. Dabei ist es vor allem für solche Menschen wichtig, über den eigenen Schatten zu springen und die Dinge zu tun, die man sich vorgenommen hat. Deswegen ist ein wichtiger Tipp zur kognitiven Defusion, jedes „aber" mit einem „und" zu ersetzen. Das macht manchmal tatsächlich wenig Sinn. Zum Beispiel ist es seltsam zu sagen: „Ich möchte Joggen gehen und es ist kalt draußen". Dennoch hilft es dabei, keine Ausreden mehr zu finden. Nicht alles was man tut, macht Spaß, aber es sollte trotzdem getan werden und nicht alles was Spaß macht, sollte getan werden. Das kleine Wort „und" hilft dir dabei, das zu realisieren.

SPRICH ES AUS!

Um mit Gedanken umzugehen, ist es wichtig, sie auszusprechen. Überlege dir, ob du eine oder mehrere Personen in deinem Umfeld hast, denen du deine negativen Gedanken, Zweifel und Sorgen anvertrauen würdest. Es kann auch sein, dass du verschiedene Personen hast, mit denen du jeweils über ein bestimmtes Thema gut reden kannst.

Wenn du glaubst solche Leute zu kennen, dann schrecke nicht davor zurück, dich ihnen anzuvertrauen. Sie müssen gar nicht dazu in der Lage sein, deine Probleme zu lösen. Es reicht schon, wenn sie gute Zuhörer sind. Das Sprichwort „geteiltes Leid ist halbes Leid", hat durchaus viel Wahrheit in sich. Du wirst stark davon profitieren, dich jemandem anzuvertrauen, da du dich dann mit deinen Sorgen nicht mehr so allein und verloren fühlst. Du musst deine eigenen Gedanken sortieren und strukturieren, um sie überhaupt aussprechen zu können. Dadurch schaffst du es gleichzeitig ein wenig Ordnung in dein inneres Chaos zu bringen und deine eigene Gefühlswelt kommt dir schon gar nicht mehr so unüberschaubar vor.

Falls du dich davor scheust oder schämst deine Gedanken mit jemandem zu teilen, kann es auch schon hilfreich sein, diese aufzuschreiben, zum Beispiel in Form eines Tagebuchs. Denn auch so machst du den ersten Schritt und setzt dich mit deinem Inneren auseinander. Habe den Mut die Dinge beim Namen zu nennen und schon bald wirst du dich besser von deinen eigenen Gedanken distanzieren können!

VERFREMDUNG VON GEDANKEN

Nimm dir nun das Blatt zur Hand, auf dem du deine häufigsten negativen Gedanken aufgeschrieben hast. Du wirst jetzt versuchen diese Sätze zu verfremden. Was soll das bringen? Du sollst es schaffen durch den spielerischen, zum Teil lustigen bis lächerlichen Umgang mit den Phrasen, ihre Bedeutung zu reduzieren. Du hast dir vielleicht Sätze wie „Ich bin nicht gut genug" oder „Ich bin es nicht wert", so oft vorgesagt, dass sie sich wie ein festgeschriebenes, unheimliches Gesetz anfühlen. Aber was, wenn du diese Sätze auf eine fröhliche, positive Melodie singst? Oder was, wenn du sie nur noch auf Babysprache sagst und denkst? Das nimmt ihnen die Macht und Allgegenwärtigkeit und schon wirken sie nicht mehr so bedrohlich, wie noch am Tag davor.

Du kannst deine Gedanken zum Beispiel auch verfremden, indem du sie in andere Sprachen übersetzt. So kann sich ein Satz, der auf Deutsch sehr selbstvernichtend ist, sich auf Japanisch fast lustig anhören. Wenn man dann die Sätze wieder zurück ins Deutsche übersetzt, kommen zum Teil neue Versionen davon heraus. Ein Satz hat also nicht immer die gleiche Bedeutung und sollte deswegen nicht zu viel Macht über dich und deinen Gemütszustand haben.

Habe keine Scheu davor, mit deinen Gedanken zu experimentieren. Singe oder rappe sie, trage sie wie ein sehr poetisches Gedicht vor, verfremde sie oder gebe sie in den Übersetzer ein. Du wirst sehen, dass deine Gedanken bald nicht mehr deine Feinde sein werden.

DEIN VERSTAND HAT „ANFÄLLE“

Der Verstand und die Art, wie er arbeitet, sind nicht perfekt. Du merkst bestimmt manchmal an dir selbst, dass du gerade unnötig aufbrausend oder rechthaberisch bist. Sieh solche Momente als einen „Anfall“ deines Geistes an und gib der Art des Anfalls auch gerne einen Namen. Er kann zum Beispiel in manchen Phasen das „Überanalyse-Syndrom“ oder die „Bewerteritis“ haben. Neben den schon genannten Phänomenen sind die wohl häufigsten „Krankheiten“ des Verstandes, dass man immer einen Schuldigen für eine Situation sucht und, dass man tyrannisch wird, und anderen vorschreiben will, was sie zu tun haben.

Auch hier gilt wieder: wenn du diese Phasen ganz banal als „Anfall" benennst und deinen Verstand als kleines, bockiges Kind ansiehst, nimmst du der Situation die Ernsthaftigkeit. Außerdem hilft die Einsicht, dass es sich lediglich um einen kleinen Aussetzer deines Geistes handelt, dabei, sich nicht endgültig solche Charaktereigenschaften zuzuschreiben. Nur weil du manchmal sehr neunmalklug und rechthaberisch bist, macht dich das nicht grundsätzlich zu einem nervigen Besserwisser. Jeder hat solche Momente. Der Trick ist es, sich ihnen bewusst zu sein, um sie nach und nach reduzieren zu können.

WAS IST DER NUTZEN EINZELNER GEDANKEN?

Wenn wir eine Aussage hören, fragen wir uns immer als aller erstes, ob sie wahr ist. Aber Wahrheit ist, genau wie die Realität, etwas Subjektives. Man kann Wahrheit immer nur kontextgebunden betrachten.

Was für mich wahr ist, kann für dich unzutreffend sein. Unser Geist und unsere Gedanken arbeiten viel, bis sie den Wahrheitsgehalt einer Aussage herausgefunden haben. Es werden kompatible Informationen in deinen Erinnerungen gesucht und mögliche Gegenargumente durchdacht. Aber wozu eigentlich der Aufwand, wenn die Aussage vielleicht gar nicht wichtig für uns ist? Sollte man nicht erst überlegen, ob eine Aussage oder Information überhaupt nützlich und informativ ist, bevor man so viel kognitive Kapazität darauf verwendet, ihre Validität zu prüfen? Es ist also empfehlenswert, seine Gedanken primär auf den Nutzen zu prüfen, anstatt auf den Wahrheitsgehalt. Das bedeutet nicht, dass man negative Gedanken grundsätzlich als unnütz klassifizieren sollte. Auch der Gedanke: „Ich schaffe das nicht“ kann nützlich sein, und zum Beispiel darauf hinweisen, dass man überlastet oder überfordert ist. Unproduktive negative Gedanken, die nur das eigene Selbstwertgefühl angreifen hingegen, haben keinen Nutzen und können daher früh aussortiert werden.

Hinterfrage also aktiv deine Gedanken und versuche zu determinieren, ob sie zielführend sind und einen Mehrwert haben. Das hört sich natürlich im ersten Moment etwas schwierig und abstrakt an, aber wenn du dem Ganzen eine Chance gibst. wirst du schon bald positive Ergebnisse sehen.

GEDANKEN GEHEN LASSEN

Wie die meisten Menschen, glaubst du wahrscheinlich, dass du die Stimme deiner Gedanken bist. Aber wie wir zuvor schon erörtert haben, bist du als Mensch nicht mit deinem Geist gleichzusetzen. Das bedeutet also, dass du dich von deinen Gedanken distanzieren und sie von außen beobachten kannst. Du und deine Gedanken seid nicht eins, ihr seid nicht verschmolzen, ihr klebt nicht untrennbar aneinander. Du kannst einen Schritt zurücktreten und dich von ihnen lösen. Um diese Distanz nach und nach aufzubauen, kannst du eine Achtsamkeitsübung regelmäßig durchführen.

Stelle dir ein ruhiges und entspannendes, aber dynamisches Bild in deinem Kopf vor und schließe dabei auch gerne die Augen. Die Situation vor deinem inneren Auge könnte zum Beispiel das regelmäßige Brechen von Wellen an einem Strand oder das Treiben von Enten auf einem See sein. Wähle ganz frei eine Situation aus, die dir gefällt. Und dann greife den Gedanken, der dir im Kopf herumschwirrt und schreibe ihn auf. Danach lasse den Gedanken los, und sei offen für den nächsten. Schreibe auch ihn auf und mache immer so weiter. Es ist ganz egal welche Gedanken du aufschreibst, von banal bis tiefgründig ist alles erlaubt. Auch der Gedanke, dass man eigentlich gar nichts denkt, ist ein Gedanke. Schreibe also auch diesen auf.

Diese Übung soll dir dabei helfen, Gedanken kommen und gehen zu lassen, ohne lange an ihnen festzuhalten. Du bemerkst einen Gedanken, schreibst ihn auf und widmest dich dann dem nächsten. Langfristig hilft das dabei, die Spirale der Grübeleien zu stoppen und sich nicht auf bestimmte negative Bilder im Kopf zu versteifen. Du bist nicht mehr mit deinen Gedanken verwachsen und in ihnen gefangen, sondern beobachtest sie, als hätten sie nichts mit dir zu tun.

GEDANKEN BENENNEN

Um wirklich klar zwischen dem Ich und dem Geist, also der Teilinstanz des Ichs, zu unterschieden, hilft es, die Differenzierung durch Formulierungen deutlich zu machen. Anstatt zu sagen „Ich denke...", solltest du lieber „Ich habe einen Gedanken" verwenden. Warum? Wenn du sagst „Ich denke..." setzt du deine Denkmaschine mit deiner gesamten Person gleich, was es schwerer macht, sich von seinen eigenen Gedanken zu distanzieren.

Die Aussage einen Gedanken zu haben, impliziert dagegen nicht, ob du diesen Gedanken vertrittst, ihn als richtig und valide ansiehst oder ob du ihn weiterverfolgen möchtest. Verwende also Ausdrücke wie „Mein Verstand erzählt mir gerade..." oder „Mein Kopf versucht mir weiszumachen, dass..." und du wirst sehen, dass sich deine eigenen Einstellungen zu deinen Gedanken ändern.

Du kannst viel freier entscheiden, ob du die Gedanken zulassen und verinnerlichen möchtest oder ob du sie wieder verwerfen willst. Deine Gedanken sind nicht dein gesamtes Dasein, du kannst bestimmen welche du behalten möchtest.

BEWERTUNG ODER BESCHREIBUNG?

Wir Menschen tendieren dazu, alles zu bewerten, was wir sehen oder was uns wiederfährt. Deswegen vermischen wir Tatsachen und Bewertungen oft und differenzieren gar nicht mehr zwischen ihnen. Dieser Unterschied kann aber durchaus bedeutsam sein, wenn es darum geht, sich von seinen Gedanken loszulösen. So sind zum Beispiel die Sätze „Der Pulli ist blau" und „Der Pulli ist schön" sprachlich fast gleich, aber inhaltlich sehr verschieden. Wenn man sich vor Augen hält, dass viele Gedanken nur Bewertungen sind, erkennt man auch, dass man diese ändern kann. „Ich hatte einen schrecklichen Tag" ist eine Bewertung, die du selbst gemacht hast. Es ist keine Tatsache, also kannst du einfach deine Sicht darauf ändern.

Am besten übst du, deine Gedanken in Bewertungen und Beschreibungen zu gliedern, indem du sie aufschreibst und entsprechend markierst. Du kannst zum Beispiel unterschiedliche Farben für die beiden Kategorien verwenden oder kleine Symbole hinter die entsprechenden Sätze malen. Dann kannst du deine Gedanken neu formulieren und deutlich machen, wobei es sich um Bewertungen handelt.

Zum Beispiel kannst du sagen: „Ich habe heute einen Test geschrieben (Tatsache) und bewerte diesen als sehr schwierig und ungerecht gestellt“ oder „Ich bin eine blonde Frau, die ihre Haare gerade als hässlich bewertet hat“. So verinnerlichst du nach und nach, dass deine Bewertungen subjektiv sind und keineswegs Anspruch auf Gültigkeit haben. Dies ist eine sehr zielführende Übung, um sich immer mehr von seinen Gedanken zu entfernen und diese systematisch auszusortieren.

Hoffentlich weißt du jetzt, was du als ersten Schritt gegen die Grübelei tun kannst. Nimm dir täglich Zeit, dir die verschiedenen Übungen und Einstellungen nochmal vor Augen zu führen und versuche dir ihnen auch in deinem Alltag bewusst zu sein. Es wird dir zu Beginn seltsam und ungewohnt vorkommen, deine Gedanken wie externe Informationen zu behandeln und sie von deinem Dasein zu trennen, aber du wirst mit der Zeit immer besser darin werden.

Hab also keine Angst davor, dich zu blamieren oder dir selbst peinlich zu sein, sondern vertraue dem Prozess! Verinnerliche immer wieder die erklärten Übungen und Mechanismen und versuche dich jeden Tag auf mindestens eine der neun beschriebenen Techniken zu konzentrieren. Schon bald wirst du merken, wie sich nach und nach dein Denken und deine Einstellung verändert. Also verliere keine Zeit und biete den ungesunden Grübeleien die Stirn!

4. Die simpelsten Schritte, die du sofort gegen lästiges Grübeln unternehmen kannst

Nachdem du nun eine grundsätzliche Einführung in alltägliche Strategien gegen die Grübelei erhalten hast und diese hoffentlich auch schon ausprobiert hast, wenden wir uns nun einer Lehre von Buddha zu. Auch als nicht-Buddhist kann man aus dieser Religion einige hilfreiche Anhaltspunkte für seinen Alltag ziehen, da Buddha keine Gottheit ist, die verehrt wird, sondern viel mehr ein Zustand der Erfüllung, der angestrebt wird. Laut dem Buddhismus kann jeder „Buddha" werden, wenn er es schafft, sich komplett von allem weltlichen und irdischem zu lösen. Dazu gehören zum Beispiel auch die Gedanken und der Geist des eigenen Körpers. Wenn du dich von deinen Gedanken lösen willst, kann es also durchaus zielführend sein den buddhistischen Ansätzen und Methoden eine Chance zu geben.

Zu aller erst teilt Buddha das Denken, beziehungsweise Grübeln, in drei Kategorien ein, je nach Schweregrad der Grübelei. Es gibt das leichte Grübeln, das Grübeln über ernsthafte und handfeste Probleme und das zwanghafte Grübeln. Du musst es also schaffen, deine eigenen Gedanken und Probleme richtig einzuordnen, damit du möglichst gut mit ihnen umgehen kannst.

Die erste Art des Nachdenkens ist das leichte Grübeln. Du hast vielleicht kleine alltägliche Probleme, die dich belasten, oder du hast Angst vor einem bevorstehenden Ereignis. Diese Art der Probleme, ist die am wenigsten schwerwiegende. Du kannst zum Beispiel Angst vor einem Test oder einer wichtigen Präsentation in der Arbeit haben oder dir einen kleinen Streit mit Freunden sehr zu Herzen nehmen. Dabei kann dir niemand sagen, was ein sehr großes oder doch eher milderes Problem ist.

Du allein weißt, wie sehr dich eine bestimmte Situation oder ein Thema belastet, also kannst auch nur du allein entscheiden, wie schwer es in deinem Leben und in deinem Geist wiegt. Wenn du also glaubst, es handelt sich nur um ein moderates Problem oder eine leicht negative Einstellung, dann kannst du den ersten Weg nach Buddha begehen. Dieser besagt, dass du neben jede negative Aussage in deinem Geist einfach eine positive setzen kannst. Nutze dabei am besten einen positiven Gedanken, der zum gleichen Thema gehört.

Beispielsweise könntest du denken, dass du große Angst davor hast einen Sprachkurs zu machen, weil du dich nicht blamieren möchtest und glaubst, die anderen Teilnehmer seien viel besser als du. Dann kannst du dir als positiven Gedanken daneben stellen, dass es bestimmt eine sehr lehrreiche und weiterbildende Veranstaltung wird, in der du über deinen Schatten springen kannst, deine Sprachkenntnisse erweitern wirst und vielleicht sogar neue Bekannte findest. Wenn diese beiden Grundgedanken nebeneinanderstehen und man dazu auch noch versucht, sich eher auf die positiven Aspekte zu fokussieren, dann wirkt die Situation gleich gar nicht mehr Furcht einflößend, sondern viel mehr auf positive Art und Weise aufregend.

Diese Art des Denkens ist auch vergleichbar mit dem modernen Ansatz des positiven Denkens. In der modernen Welt des einundzwanzigsten Jahrhunderts ist ein Grundton des Jammerns und negativen Denkens normal geworden, so zumindest die Theorie. Man ist schneller gestresst und überfordert, was wohl unter anderem an hohem Leistungsdruck und dem Drang zur

Selbstverwirklichung und Realisierung seiner Träume liegt.

Die wenigsten Menschen streben noch an, Hausfrau und Mutter zu werden oder einen mittelmäßigen Beruf zu haben, mit dem man gerade so über die Runden kommt. Es baut sich immer mehr Druck auf den Individuen auf „etwas aus ihrem Leben zu machen", wobei man sich diesen Druck hauptsächlich selbst macht. Das erklärt natürlich auch, dass oft eine negative oder bedrückte internale Grundstimmung vorherrscht. Man sollte also versuchen, ebenso wie Buddhas Weg, diese Grundnegativität zu überwinden und ein insgesamt positiveres Lebensgefühl zu erzeugen. Dazu werden häufig Affirmationen verwendet.

Eine Affirmation ist ein positiv formulierter Satz, der durch ständige Wiederholung deine Denkweise ändert. Die Grundmerkmale einer solchen Affirmation sind, dass sie spezifisch auf einen Selbst zugeschnitten, kurz und prägnant und im Präsens formuliert sein sollen. Man sollte sie aufschreiben, um sie zu visualisieren und nochmals zu verinnerlichen. Eine solche Affirmation könnte zum Beispiel sein: „Ich gehe heute gelassen in meinen Sprachkurs. Ich bin dort um etwas zu lernen. Es ist in Ordnung, wenn ich noch nicht alles perfekt kann." Durch das Aufschreiben und mehrfache wiederholen solcher Sätze, verinnerlicht man ihre Bedeutung und schafft es, eine grundlegend andere Einstellung zu schwierigen

Themen zu finden. Wenn du das Gefühl hast, grundsätzlich einem neuen Tag mit Skepsis und Zweifeln zu begegnen, dann könnte es auch hilfreich sein, sich grundsätzliche Affirmationen durchzulesen und vor Augen zu führen. Es gibt unter anderem viele Youtube- Influencer und Internet-Artikel, in denen generelle Affirmationen für einen Tag vorgestellt werden. Vielleicht hilft es dir ja deinen Morgen mit solchen Gedanken zu beginnen.

Versuche also jedem negativen Gedanken, den du hast, einen positiven entgegenzusetzen, egal ob du dabei eher Buddhas spirituelle Methode verfolgst oder dich doch lieber an der etwas moderneren Version dieser Philosophie orientierst. So wirst du hoffentlich bald merken, dass dir die kleinen, alltäglichen Probleme und Ängste, die wir alle mit uns herumtragen, nicht mehr so wichtig und schlimm erscheinen.

Der zweite Weg, den Buddha vorschlägt, bezieht sich auf größere und schwerwiegendere Probleme, die man nicht einfach mit positiven Gegengedanken ausradieren kann. Dieser Weg bedarf auch mehr Zeit und Übung, um ihn erfolgreich auszuführen. Da wir aber einige Ansätze aus dem vorherigen Kapitel nochmals aufgreifen, sollte es dir nicht sehr schwer fallen, die Methode schnell zu verstehen und gut umzusetzen. So wie im Prinzip der Gedankenbeobachtung, versucht man zuerst einfach den Gedanken wahrzunehmen und sich dann nicht an ihm festzuhalten. Denn erst dann, wenn man sich auf

Gedanken versteift, fängt die Grübelei an. Im nächsten Schritt gilt es nun, sich wieder vor Augen zu führen, dass dein Geist und deine Gedanken nur ein Teil von dir, aber nicht Du selbst, sind. Buddha beschreibt dies mit dem Satz: „Dein Geist ist dein Diener". Damit möchte er deutlich machen, dass dein Denken nicht die höchste Instanz deines Daseins ist, sondern dir untergeordnet ist.

In deinem Körper erfüllen verschiedene Instanzen verschiedene Aufgaben und die Aufgabe deines Gehirns ist, unentwegt neue Gedanken zu produzieren. Dagegen ist es zum Beispiel die Aufgabe deines Darms, die aufgenommene Nahrung zu verdauen. Genauso, wie du deinem Darm nicht jede Sekunde, in der er den Verdauungsprozess bearbeitet, Aufmerksamkeit schenkst, solltest du deinen Gedanken nicht jede Sekunde Aufmerksamkeit schenken.

Denn dein Gehirn, genaugenommen dein präfrontaler Kortex, der sich ungefähr hinter der Stirn befindet, produziert Gedanken nicht, weil sie alle wichtig sind, sondern weil es eben seine Aufgabe ist. Er ist dein Diener und versucht dich mit möglichst vielen Informationen zu versorgen, aber produziert dabei auch oft irrelevante Fakten. Es gilt also nicht mehr auf alles zu hören, was dein Geist dir sagt. Um das zu erreichen musst du versuchen bewusst zu atmen, den Gedanken als solchen zu identifizieren und wahrzunehmen, und ihn dann wieder weiterziehen zu lassen. Wie zuvor schon erwähnt können für solche Übungen, innere Bilder, wie ein plätschernder Fluss oder vorbeiziehende Wolken sehr hilfreich sein. Genau diese Art der Gedankenbeobachtung wird auch in der Meditation betrieben. Es bedarf also viel Übung und Ausdauer, um diesen Prozess zu meistern. Aber Perfektion ist nicht dein Anspruch, sondern nur der Wille es zu versuchen. Wenn du glaubst, dass dir das hilft, kannst du auch versuchen geführten Meditationen in einem Kurs oder im Internet zu folgen. Merke dir, dass die alleinige Beobachtung der Gedanken den Geist beruhigen kann und versuche genau diesen Zustand zu erreichen!

Die Ideen der dritten Stufe nach Buddha sollten dann angewendet werden, wenn man es mit einem zwanghaften Geist zu tun hat. Das ist also dann der Fall, wenn du wirklich mit deinem ganzen Dasein in eine Grübelei verstrickt bist, aus der du nicht mehr herauskommst. Es gibt zum Beispiel viele Menschen, die sich für zu dick und nicht schön halten und sich immer mehr in dieser Abwärtsspirale verlieren, sodass ihr Selbstwertgefühl daran kaputtgeht. Bevor es zu so etwas kommen kann ist es wichtig ganz klar „Stopp“ zu sagen. Genau das ist auch die Idee Buddhas. Man muss seine eigenen Gedanken mit Nachdruck aufhalten, indem man sich durch die Wörter „Stopp“ oder „Nein“ ganz klar dagegen positioniert. Es kann helfen sich im Kopf bildlich ein Stopp-Schild vorzustellen, die Worte laut in seinen Geist hinein zu schreien oder sie tatsächlich laut auszusprechen. Wenn du also einen solchen Gedanken in deinem Kopf bemerkst, dann „erkläre ihm dem Krieg“ und blocke ihn ganz bewusst ab.

Dies ist eine sehr aggressive und für den Buddhismus daher auch eher ungewöhnliche Methode, aber in solchen Situationen ist sie durchaus angebracht. Denn wenn ein Gedanke oder eine Grübelei versucht, sich tief zu verankern und mit sehr viel Kraft deinen Gemütszustand angreift, dann muss man auch viel Kraft aufwenden, um dies zu verhindern. Natürlich reicht es nicht, diese Gedanken einmal wegzuschicken, denn sie werden wiederkommen. Habe also das Durchhaltevermögen, immer wieder Nein zu sagen.

Wenn du mal wieder deinen eigenen Gedanken Einhalt bieten musstest, atme danach einmal tief ein und wieder aus und widme dich dann etwas Positivem. Lenke dich mit Dingen ab, die dich glücklich machen, egal ob das Sport, Musik, Kreativität oder etwas ganz Anderes ist. Gehe Joggen, backe einen Kuchen oder mache einen Spaziergang in der Natur. Oder wenn das nicht dabei hilft die Rückkehr der Gedanken zu verhindern, dann stelle dir ganz gezielt selbst Fragen, die positive Gefühle hervorrufen. Frage dich selbst, was dich heute schon glücklich gemacht hat, wofür du dankbar bist oder wann du zuletzt herzlich gelacht hast. So gibst du den schlechten Gedanken keine Chance, erneut vorzudringen und deinen Geist in Anspruch zu nehmen. Wenn du glaubst, gar nichts tun zu können und dich deinem eigenen Kopf hilflos ausgeliefert fühlst, kann es auch nützlich sein, sich selbst mit einem Gummiband um das Handgelenk leichte Schmerzreize zuzufügen. Dabei soll man sich natürlich nicht selbst verletzen, sondern lediglich die Ablenkung von den schlechten Gedanken und somit die Aussage des „Stopps" verstärken.

Hoffentlich konntest du aus Buddhas Weg einige neue Ideen und Informationen ziehen, die dir dabei helfen werden, dein Grübeln zu reduzieren. Es gilt seine Grübelei selbst einzuschätzen, den entsprechenden Weg Buddhas auszuwählen und diesen mit Vertrauen und Zuversicht zu Ende zu gehen. Es ist eine schwere Bürde, die du selbst mit dir herumtragen musst, aber vielleicht kann dich ein Gedanke Buddhas motivieren, nicht aufzugeben. Er sagt „Menschen mit den größten Schwierigkeiten mit ihrem eigenen Geist haben dafür auch die größte Chance sich selbst kennenzulernen". Es ist schwer und anstrengend, sich mit sich selbst auseinanderzusetzen, aber dafür wird man am Ende gefestigt und glücklich in seinem eigenen Dasein und seiner Existenz sein.

5. Die effektivsten Strategien, das Gedankenkarussell zu stoppen, sobald es auftritt

Der spirituelle Weg des Buddhismus zeigt einige effektive Strategien und Tipps auf, wie du lernst immer besser mit deinen eigenen Gedanken umzugehen. Das sind aber natürlich nicht die einzigen Tricks, die du anwenden kannst, um deinen Geist unter Kontrolle zu bekommen.

Deswegen werden dir nun nochmals fünf kleine Denkanstöße und Techniken vorgestellt, mit denen du es schaffst die Bremse deines Gedankenkarussells zu ziehen.

Die erste Taktik, die auch schon in Buddhas drittem Weg versteckt war und dort eine Rolle gespielt hat, nennt man offiziell die „Gute Laune Fragen". Es sind Fragen, deren Antwort du an sich schon kennst oder Fragen, die so gestellt sind, dass du eine positive Antwort geben musst. Du kannst dich zum Beispiel fragen, worauf du stolz bist, wen du liebst oder wer dich liebt.

Alle Antworten, die du hierauf gibst, werden positive Bilder in deinem Geist heraufbeschwören und somit auch Glück oder Freude verursachen. Es ist doch schön daran zu denken, dass man eine tolle Familie hat oder dass man schon einmal für seine herausragenden Leistungen ausgezeichnet wurde, oder? Erstelle dir am besten eine Art Fragenkatalog, den du auf ein Blatt Papier schreibst, welches du aufhebst.

So kannst du dir ganz einfach deine „Gute Laune Fragen" aus deiner momentanen Perspektive beantworten und somit für dich selbst Glücksgefühle produzieren. Es schadet natürlich auch nicht, die Fragen zu variieren oder hin und wieder eine neue Liste zu schreiben, damit man sich nicht an immer gleiche Antworten gewöhnt und die Fragen so ihren Effekt verlieren. Fragen wie zum Beispiel: „Wofür bin ich heute dankbar?" oder „Worüber bin ich heute glücklich?" sind sehr gut als gute Laune Fragen geeignet, da sie immer wieder neu durchdachte Antworten verlangen. Es lohnt sich also, viele Fragen mit einem ähnlichen Aufbau in sein Repertoire aufzunehmen.

Eine weitere gut geeignete Idee, um sich immer wieder auf das Positive zu berufen, ist es, sich eine „Gedankenbox" anzulegen. Du kannst ein Gefäß jeglicher Art hernehmen, zum Beispiel ein Einmachglas, eine Dose oder eine Sparbüchse. Im nächsten Schritt legst du einen Zeitraum und eine Fragestellung fest, mit der du arbeiten möchtest. Du kannst dir beispielsweise vornehmen, am Ende jeder Woche dein schönstes Erlebnis aufzuschreiben oder du beschließt, jeden Tag eine Sache, die du geschafft hast, zu notieren. Diese Zettel sammelst du dann in deinem Gefäß und wenn irgendwann deine Gedankenspirale wieder abwärts geht, kannst du dir alle deine positiven Gedanken ansehen und dich an den guten Aspekten deines Lebens festhalten.

Es ist egal, ob du dir deine Fragen und Antworten aufschreibst, oder ob du einfach in deinem Inneren einen Dialog mit dir selbst führst. Wichtig ist nur, dass du dich gezielt mit positiv ausgerichteten Fragen beschäftigst, um sicherzugehen, dass der Druck, die Angst und die bedrückenden Gedanken niemals die Oberhand gewinnen.

Eine zweite, sehr wichtige Strategie ist es, sich zu bewegen, wenn man sich auf seinem Gedankenkarussell zu schnell dreht. Negative Emotionen und ein Gefühl des

Unbehagens entstehen fast immer in der Statik. Wenn man den ganzen Tag in einem Büro oder kleinem Raum sitzt, ist schon die örtliche Situation eingeschränkt. Man hat hohe Wände um sich, die einen einkesseln und auch wenn man das in seinem Alltag natürlich nicht bemerkt, hat es doch Auswirkungen auf unsere Einstellung.

Wenn du dich also von deinen eigenen Gedanken erdrückt und eingeengt fühlst, dann gehe Spazieren, Joggen oder mache ein intensives Workout, dass deine ganze Aufmerksamkeit und Konzentration erfordert. Wenn du den dynamischen Zustand deines eigenen Körpers veränderst, wirst du merken, dass die schweren, niederdrückenden Gedanken dich viel schwerer erreichen, wenn du dich bewegst.

Gleichzeitig ist Bewegung auch oftmals mit frischer Luft oder einem Ortswechsel, beispielsweise ins Fitnessstudio, verbunden, was nochmals dazu beiträgt, einen klaren Kopf zu bekommen. Man verlässt den Ort, an dem das Gedankenkarussell an Fahrt aufgenommen hat und kann es so auch besser wieder langsamer werden lassen. Wenn du also das nächste Mal bemerkst, wie sich fiese Gedanken in deinen Geist einschleichen, dann stehe auf und schüttle sie ab. Tanze wie ein Verrückter, laufe ein paar Runden um deinen Häuserblock, schwing dich auf dein Fahrrad und lege ein bisschen Distanz zwischen dich und das, was dich belastet. Es ist egal was du tust, Hauptsache du tust es.

Wenn dich deine Gedanken mal wieder verfolgen und du nicht die Möglichkeit hast, dich zu bewegen und dich von ihnen zu entfernen, kann es auch hilfreich sein, sich kurzzeitig in die Vergangenheit zu flüchten. Suche dir eine sehr schöne und positive Erinnerung aus und bleibe dort.

Wenn du dich zum Beispiel an deinen letzten Urlaub zurückerinnerst, dann fasse nicht nur den Gedanken, dass es schön war, sondern erlebe alles noch einmal. Schließe die Augen und erinnere dich an die Aufregung, als du ins Flugzeug oder in den Zug gestiegen bist, durchlebe nochmal die Freude, die du empfunden hast, weil du endlich Urlaub hast und eine Pause von der Arbeit bekommst. Erinnere dich an die Sonnenstrahlen auf deiner Haut, das Salz vom Meerwasser in deinen Haaren, dein Gefühl der unendlichen Entspannung und Gelassenheit. Verweile hier mehrere Minuten, bis dein Gemütszustand wieder so wird, wie in deiner Erinnerung.

Auch bei dieser Übung kann es hilfreich sein, sich bestimmte Szenarien zu notieren, in die man gegebenenfalls eintauchen möchte, da es in einem Moment der Negativität schwer sein kann, eine positive Erinnerung zu greifen. Es ist dabei auch ganz egal, welche Erinnerungen man auswählt, entscheidend ist nur, dass sie eine durchweg positive Grundstimmung vermitteln. Weitere Beispiele sind wichtige Momente mit dem Partner oder einer Jugendliebe, Familienfeste, wie Weihnachten oder Ostern mit sentimentalen Traditionen oder auch das

Erreichen von Meilensteinen, wie den Schul- oder Studienabschluss, die Hochzeit oder eine wichtige Beförderung. Suche dir die Ereignisse aus, die deinen Bauch kribbeln lassen und dir ein Lächeln aufs Gesicht zaubern und du wirst merken, was für ein schöner Zufluchtsort sie sein können.

Wenn du mehr Abstand zu deinen negativen Gedanken gewinnen möchtest, dann entsorge sie! Nicht nur in deinem Geist, sondern auch in der Realität. Finde verschiedene symbolische Wege, um mit deinen Gedanken abzuschließen. Du kannst sie ganz simpel auf einen Zettel schreiben, den du dann zerreißt oder zerknüllst und wegwirfst. Du kannst deine Gesten aber auch größer gestalten.

Viele Menschen, die mit ihren eigenen Gedanken hadern, berichten beispielsweise, dass es ihnen gut tut, ein „Lagerfeuer aus ihren Gedanken zu machen". Dabei schreibt man alles, was einen bedrückt, einem Angst macht oder was man sich selbst vorwirft, auf verschiedene Papiere und Kartons und verbrennt diese anschließend in einem großen Feuer.

Bei solch einer Entsorgung seiner Gedanken bietet es sich auch an, diese gemeinsam durchzuführen. Man kann mit Freunden und Familie ein Lagerfeuer veranstalten, bei dem jeder seine Sorgen ausmistet. So kann man den Prozess auch gleich noch mit zusätzlichen positiven Erinnerungen, wie einer spaßigen Gartenparty, verbinden und das Erlebnis mit nahestehenden Menschen teilen. Du kannst dir natürlich auch ganz andere symbolische Methoden ausdenken, wie das Zerbrechen von Geschirr. Egal welchen Weg du wählst, es wird sehr aufwühlend und gleichzeitig befreiend sein, mit deinen Gedanken abzuschließen.

Die letzte Strategie, die wir in diesem Kapitel thematisieren werden, ist die der unangenehmen Bestrafung. Dabei versucht man quasi, sich selbst so zu konditionieren, dass man immer weniger grübelt, weil es mit negativen Konsequenzen verbunden ist. Mache dir dafür eine Liste mit Aktivitäten und Aufgaben, die du hasst oder sehr ungern ausführst. Wenn du dich dann dabei ertappst, wie du grübelst und dich immer mehr in deinem Meer aus unproduktiven Gedanken verlierst, bestrafe dich selbst, indem du eine der verhassten Aufgaben ausführst.

Diese Technik stammt von Milton Erikson, einem Hypnosepsychologen. Er trug einem seiner Pateinten auf, immer dann den Fußboden zu polieren, wenn er sich dabei ertappt, wie er schlaflos im Bett liegt und grübelt. Erstelle dir also selbst eine solche Situation, in der eine bestimmte Tat von dir eine negative Konsequenz bedeutet. Wenn du zum Beispiel mit deinem eigenen Körper unzufrieden bist und dich dabei ertappst eine Mahlzeit auszulassen und zu hungern, dann bestrafe dich selbst, indem du erst deine vergessene Mahlzeit einnimmst und dann alle Regale in deinem Haus oder deiner Wohnung abstaubst. Konstruiere dir selbst solche Konditionierungsverfahren und hoffentlich wirst du schon bald die auslösende Aktivität nicht mehr verfolgen, weil du gelernt und verinnerlicht hast, welche Konsequenzen folgen werden.

Probiere alle fünf beschriebenen Tipps aus. Du musst sie nicht alle toll finden, gib aber auf jeden Fall jeder Technik eine Chance. Wenn du auch nur eine oder zwei von ihnen als bereichernd und positiv empfindest, ist das schon ein Erfolg. Eigne dir diese Methoden dann auch für deinen Alltag an und stoppe somit die Abwärtsspiralen deines Geistes oder springe von deinem Gedankenkarussell ab.

6. Die 6 wirkungsvollsten Vorgehensweisen, um langfristig nicht mehr zu grübeln

Du hast mittlerweile einiges über den Prozess des Grübelns gelernt und bist Profi darin geworden, mit negativen Gedanken umzugehen, wenn sie auftreten. Du schaffst es also die Symptome deiner Grübeleien zu lindern. Aber das reicht uns noch nicht.

Wir wollen nicht nur Abhilfe schaffen, sondern das Problem als Ganzes beseitigen. Dein Ziel sollte es sein, langfristig von deinem inneren Gedankenchaos loszukommen. Du kannst es durchaus schaffen, dass die Phasen der exzessiven und immer andauernden Gedankenspiralen lediglich eine Erinnerung werden und nicht mehr Problem deiner Gegenwart sind. Um es zu schaffen, langfristig und nachhaltig vom Grübeln loszukommen, werden dir nun sechs einfache Strategien vorgestellt, mit denen dir das gelingen kann.

GIB DEINEN GEDANKEN EINEN NAMEN

Beobachte dich selbst ganz gezielt einige Zeit beim Grübeln. Nimm dir wirklich ein paar Tage oder eine Woche dafür Zeit. Schreibe in diesem Zeitraum auf, welche Gedanken du hast und wie oft sie auftreten. Mache am besten eine ganz einfache, strukturierte Liste. Im nächsten Schritt gilt es dann zu identifizieren, welche Gedanken du am häufigsten fasst und was dich am öftesten wachhält. Glaubst du vielleicht in deiner Arbeit nicht erfolgreich sein zu können? Oder hältst du dich für beziehungsunfähig?

Werde dir darüber klar, dass nichts, was du dir selbst vorwirfst wirklich wahr ist. Dein Geist sammelt sich selektiv Informationen zusammen und versucht dir dann deine Ängste und Sorgen für real und bare Münze zu verkaufen. Aber eigentlich sind alle deine Sorgen nur Geschichten, die du dir selbst ausdenkst und vor denen du dann Angst bekommst. Verinnerliche also nochmals, was du mittlerweile schon so oft gehört hast. Dein Geist bildet nicht die Realität ab, sondern eine verzerrte und subjektive Version der tatsächlichen Begebenheiten.

Jetzt, wo du deine größten und wichtigsten Grübelthemen identifiziert hast, gilt es sie zu benennen. Gib den Gedanken Namen, am besten in Form von Titeln von Erzählungen. In deinem Repertoire der „gute Nacht Geschichten", die du dir immer wieder vorsagst, könnte zum Beispiel die „Geschichte meiner Beziehungsunfähigkeit" oder das „Märchen eines Versagers im Job" sein. Gib all deinen Sorgen und Gründen zur Grübelei solche Namen, um ihre Abstraktheit und ihren Realitätsmangel deutlich zu machen. Und immer, wenn du bemerkst, dass du dich wieder in einer dieser Geschichten verlierst, werde dir dessen bewusst und danke deinem Geist dafür.

Sage dir wirklich im Kopf oder laut in den Raum hinein: „Danke Verstand, für diese Geschichte". Das sorgt dafür, dass du ein Gefühl der Kontrolle heraufbeschwörst. Deine innere Stimme erzählt dir die Geschichten, die du dir ausgedacht hast und du bedankst dich dafür. Du hast deinen Gedanken Namen gegeben und schon sind sie nicht mehr ganz so Furcht einflößend.

NIMM DIR ZEIT FÜRS GRÜBELN

Die Grübelei ist nur dein Feind, weil du sie überhand gewinnen lässt. Der Prozess des Nachdenkens und das Vertiefen in ein Thema sind eigentlich sehr natürliche, oftmals notwendige Mechanismen. Sie dürfen nur nicht allgegenwärtig werden und tagtäglich und zu jeder Zeit dein Dasein dominieren. Deswegen gilt es systematisch Zeit fürs Grübeln zu schaffen.

Um das zu schaffen, musst du erstmal verstehen, wann du überhaupt grübelst. Beobachte dich also mal wieder selbst und schreibe auf wann und wo du grübelst. Gibt es Orte oder Zeitpunkte, zu denen es immer passiert? Lässt du dich bei der Arbeit von deinen Gedanken ablenken oder liegst du nachts im Bett wach? Lösen bestimmte Orte, die möglicherweise mit schmerzhaften und ungeklärten Erinnerungen verbunden sind, deine Grübelphasen aus? Lerne nach und nach die Systematik hinter deinen eigenen Gedankenströmen kennen. Lege dir ein Grübel-Tagebuch an und notiere nicht nur wann du grübelst, sondern auch worum es inhaltlich geht. Formuliere deine Gedanken in Worte und schreibe sie auf.

Wenn du weißt, wann und worüber du grübelst, kannst du dir im nächsten Schritt Raum und Zeit für geplantes Grübeln schaffen. Nehme dir zum Beispiel am Ende des Tages 15 Minuten Zeit, um in deinem Tagebuch zu schreiben und dich mit allem zu befassen, was dich belastet. Wenn diese Minuten vorbei sind, dann schieb die Gedanken weg, ihre Zeit ist vorbei und kommt am nächsten Tag wieder. Wenn du einen solchen festgelegten Zeitraum für Grübeleien einrichtest, hast du auch die Möglichkeit, aufkommende Gedanken dort hin zu verschieben. Wenn du beispielsweise im Büro bist und merkst, wie dein Gedankenkarussell langsam anfängt sich zu drehen, dann verschieb die Sorgen ganz gezielt auf deine Grübelzeit. Lade die Gedanken ein, zu einem späteren Zeitpunkt wiederzukommen. Du verdrängst sie nicht, denn du bist bereit dich mit ihnen auseinanderzusetzen, aber eben nur im richtigen Moment.

Also kaufe dir ein Tagebuch, lege eine spezifische Zeit und einen Zeitraum für deine Grübelei fest und fange an deine Gedanken aufzuschreiben. Du wirst sehen, dass du schnell emotionalen Abstand und ein Gefühl der Kontrolle über deinen eigenen Geist entwickelst.

MACH ES KONKRET. HIN UND WIEDER IST EIN REALITÄTSCHECK DRINGEND NOTWENDIG

Grübeleien sind meistens unrealistisch. Man bauscht sie in seinem Kopf auf, bis eine Situation zu einem Monster geworden ist, das man nicht mehr unter Kontrolle hat. Man steigert sich in ein Thema herein und wird deswegen irrational. Aber sein wir ehrlich, nur weil deine letzte

Beziehung gescheitert ist, heißt das noch lange nicht, dass du beziehungsunfähig bist. Und wenn du in deinem Job einen Fehler gemacht hast oder einen Abgabetermin nicht einhalten konntest, wirst du auch nicht gefeuert werden und für immer von Sozialhilfe leben müssen. Verliere dich nicht gleich in einer Spirale der Negativität.

Werde rational und gehe das Denken systematisch an. Warum ist deine Beziehung gescheitert? Gestehe dir hier gerne Fehler ein, aber finde auch Probleme, die dein Ex-partner oder deine Ex-Partnerin verursacht hat und berücksichtige zusätzlich Umweltfaktoren. Rede mit dir selbst, wie du mit einem guten Freund in dieser Situation reden würdest. Anderen würdest du keine dramatischen Szenarien ausmalen, sondern du würdest sie trösten, ihnen gut zu reden und ihnen ehrlich und rational die Lage beschreiben.

Jeder macht manchmal Fehler, egal ob bei der Arbeit oder in einem anderen Lebensbereich. Aber selbst wenn man gefeuert wird, bedeutet das nicht, dass man nie wieder einen Job findet oder grundsätzlich inkompetent ist. Was würdest du einem guten Freund in dieser Situation raten? Wie würdest du ihn aufmuntern? Rate dir genau das gleiche und baue dich selbst auf! Manchmal braucht man einfach einen Realitätscheck und muss wieder auf den Boden der Tatsachen zurückgebracht werden. Formuliere also konkret deine Sorgen und begründe dann rational, ob sie berechtigt sind oder nicht. Wiederhole das immer, wenn die negativen Gedanken kommen. Irgendwann wirst du merken, dass sie immer seltener kommen und dir immer weniger anhaben können.

GEHE DEINE PROBLEME AN DER WURZEL AN

Systematisiere immer weiter deine Gedanken. Um die Probleme und Sorgen, über die du dir so viel den Kopf zerbrichst, beseitigen zu können, musst du identifizieren, wo sie anfangen und wie sie aufgebaut sind. Das hört sich im ersten Moment sehr abstrakt an, ist aber gar nicht so kompliziert. Wenn du bemerkst, dass ein Thema dich immer öfter beschäftigt, dann nimm dir die Zeit, dich einmal wirklich damit zu befassen und zu verstehen, warum es negative Gefühle in dir hervorruft. Setze dich mit einem Blatt Papier hin und schreibe alle Gedanken auf, die dir dazu in den Sinn kommen.

Dann fang an, sie zu sortieren und zusammenzufassen. Was sind wirklich relevante Punkte? Und wo wiederholst du dich einfach immer wieder in unterschiedlichen Worten? Teile die Gedanken in zwei Kategorien ein: Dinge, an denen du etwas ändern kannst und Dinge, über die du keine Macht hast

Über die Dinge, die du nicht beeinflussen kannst, solltest du dir nicht weiter den Kopf zerbrechen. Das ist verschwendete Lebensenergie. Nutze stattdessen deine

Zeit damit, dir Strategien zu überlegen, wie du mit den änderbaren Dingen umgehen möchtest. Vielleicht kommst du mit deinem Chef nicht so gut klar. Das ist etwas was du nicht ändern kannst. Dafür kannst du ändern, wie du mit der Situation und ihm umgehst. Überlege dir Strategien, wie du produktiv und neutral mit ihm kommunizieren kannst, wie du ihm mit Freundlichkeit begegnen kannst und es schaffst, dass er dich nicht mehr so sauer und frustriert macht. Auch hier gilt wieder die Devise: Mach es konkret und bleib realistisch. Erstelle dir einen Plan und fokussiere dich auf das, worüber du Kontrolle hast.

Wenn du zu sehr in deinen eigenen Tunnel gerätst und es nicht mehr schaffst, dich emotional von dem Thema zu distanzieren oder es aus einer anderen Perspektive zu beleuchten, kann es hilfreich sein, sich eine weitere Meinung einzuholen. Vertraue dich einer Person an und höre dir an, wie sie die Situation sieht. Manchmal werden dir offensichtliche Strategien und Verbesserungsideen gar nicht in den Sinn gekommen sein, weil du so verkrampft aus einer bestimmten Richtung an das Problem herangegangen bist.

GÖNNE DIR WAS SCHÖNES

Wenn du einfach nicht aus dem Grübeln herauskommst, deine Gedanken immer wieder an Fahrt aufnehmen und das Karussell einfach nicht stoppen will, dann versuche es mit etwas ganz Banalem. Gönn dir etwas. Gehe zum Beispiel zu einer Massage oder einem Sport- oder Strickkurs. Lerne ein neues Instrument zu spielen oder melde dich zu einem Sprachkurs an. Egal was es ist, finde etwas, was dir Spaß macht, was du vielleicht schon immer einmal machen wolltest, aber wofür du dir nie die Zeit genommen hast.

Einerseits wird dir das weniger Zeit zum Grübeln lassen, andererseits wirst du bemerken, dass die Gedanken gar nicht erst kommen, wenn du mit etwas Schönem beschäftigt bist. Wer möchte schon in endlosen Negativschleifen festhängen, wenn man gerade alle seine Verspannungen im Rücken gelöst bekommt.

Oder wer möchte in sich gekehrt rumsitzen und grübeln, wenn er stattdessen Tonleitern auf dem Klavier üben könnte. Schreib dir eine Liste mit Dingen, die dich glücklich machen könnten, Sachen die du mal ausprobieren möchtest.

So hast du immer die Möglichkeit dir einfach etwas von der Liste auszusuchen und dich schönen Dingen zu widmen. Damit sammelst du auch immer mehr positive Erinnerungen, die deine Grundeinstellung beeinflussen.

Es hilft eben nicht immer, sich selbst runter zu ziehen, man muss sich hin und wieder auch selbst etwas Gutes tun.

MACHE ENTSPANNUNGSÜBUNGEN

Du denkst dir jetzt vielleicht, dass das esoterischer Kram ist, der dir nicht helfen wird, aber sei nicht so voreilig, sondern lass dich darauf ein. Der Körper und der Geist sind eng miteinander verwoben, sie hängen zusammen. Wenn du dich im Geist in etwas reinsteigerst und dich selbst stresst, wirst du dich auch sehr schnell körperlich verspannt fühlen. Wenn du also merkst, dass du geistig verspannt bist und es nicht schaffst, diese Verspannung auf der geistigen Ebene zu lösen, dann setze bei deinem Körper an.

Auf verschiedene Entspannungsübungen wird zu einem späteren Zeitpunkt noch eingegangen, aber mache dich schon einmal mit den Grundzügen des Ganzen vertraut. Hättest du Lust auf einen Yogakurs, willst du dich in Meditation üben oder autogenes Training beginnen? Ein guter Startpunkt, um die verschiedenen Entspannungstechniken kennenzulernen, ist durch kleine Mitmach-Videos im Internet. So kannst du ganz unverbindlich und geführt eine kurze Yoga-Einheit absolvieren oder dich auf eine Traumreise begeben. Schöpfe deine Möglichkeiten aus und erlaube deinem Körper sich zu entspannen, denn so wird auch dein Geist weniger verkrampft.

Etabliere eine oder mehrere der verschiedenen, eben beschriebenen Methoden in deinem Alltag, um langfristig ein Mittel gegen deine Grübeleien zu haben. Suche dir aus, welche kleinen Tricks dir am hilfreichsten erscheinen und beginne sie regelmäßig anzuwenden. Dein Lebensgefühl wird sich mit der Zeit immer mehr verändern und deine Grübeleien immer weniger werden.

7. Wie du deine Emotionen mithilfe moderner Psychologie kontrollierst

Um Kontrolle über deine Emotionen und Gefühle bekommen zu können, musst du verstehen, dass Gedanken und Gefühle eng miteinander verwoben sind. Wenn du negative Gedanken hast, wird das meistens in negativen Gefühlen resultieren und wenn du positive Gedanken hast, sind auch eher positive Gefühle zu erwarten. Natürlich ist das keine festgeschriebene Regel, sie gilt nicht immer. Trotzdem ist es ein Leitgedanke, an dem man sich orientieren kann. Wenn du dich gedanklich nur auf den Stress fokussierst, den du momentan hast, immer wieder denkst, dass du etwas nicht schaffst oder nicht gut genug für etwas bist, dann ist es logisch, dass deine gesamte Stimmung darunter leidet. Deshalb gilt es also die eigenen Gedanken zu verstehen und zu kontrollieren, um die negativen Gefühle zu stoppen.

Weißt du schon was Metaemotionen sind? Sie sind wohl einer der schwerwiegendsten Gründe dafür, dass du dich, wie so viele, oftmals in einer Spirale deiner eigenen Gedanken verlierst. Metaemotionen sind Emotionen, die du über deine eigenen Emotionen hast. Das hört sich jetzt seltsam an, also besprechen wir es lieber Schritt für Schritt. Du fühlst bestimmte Emotionen. Vielleicht hast du Angst vor einem wichtigen Vorstellungsgespräch oder zerbrichst dir den Kopf darüber, warum du dich nicht überwinden kannst, deine sozialen Kontakte regelmäßig zu pflegen. Im nächsten Moment wirst du sauer oder frustriert darüber, dass du überhaupt so denkst. „Die anderen Bewerber auf den Job, sind wahrscheinlich viel entspannter und positiver. Nur ich muss mir immer so einen Kopf machen." Dieser Frust auf dich selbst ist dann deine Metaemotion. Du hast Emotionen über deine Emotionen.

Diese Metaemotionen sind oftmals die dominantesten und am schwersten überwindbaren. Denn sie beziehen sich nicht nur auf eine Sorge oder Angst, sondern gleich auf mehrere. Die Metaemotionen bewirken eine gedankliche Verstrickung, die man auflösen muss.

Bevor du gleich erfährst, wie du in vier simplen Schritten lernen kannst, deine Emotionen zu kontrollieren, musst du noch eine wichtige Sache verstehen und verinnerlichen. Du musst eine deutliche Linie zwischen dem kontrollieren und dem verdrängen von Emotionen ziehen. Es ist gut Kontrolle zu haben, auch wenn sie so weit geht, dass man dazu in der Lage ist, seine Grübeleien zu vertagen. Ebenso darf man manchmal seinen Gedanken Einhalt gebieten und sie für den Moment von sich stoßen. Ein fataler Fehler wäre es allerdings, sich nie mit ihnen auseinanderzusetzen.

Verdrängung ist ein sehr typischer, sogenannter Coping-Mechanismus, wenn man sich nicht mit schmerzhaften Erinnerungen oder negativen Gefühlen auseinandersetzen will. Die Verdrängung ist aber keineswegs eine Strategie, die man anstreben sollte. Es wird einen alles wieder einholen, wenn man es verdrängt, dann vertagt man das Problem nur.

Der Knackpunkt dabei ist, dass das Problem wächst, bis du nicht mehr stark genug bist es wegzuschieben und dann bricht alles auf einmal über dich hinein. Verdrängung kann erwiesenermaßen auch schwerwiegende psychische Probleme mit sich bringen und Anlage für Depression sein. Wichtig ist also, zu verstehen, dass du nicht lernen möchtest deine Emotionen zu verdrängen, sondern zu kontrollieren. Um deine Emotionen besser zu regulieren, kannst du vier sehr einfache Schritte durchlaufen, die dich deinem Ziel näherbringen werden.

Verändere zu allererst deinen Fokus. Versuche dich aus deiner eigenen Position und Sichtweise zu lösen und ein anderes grundlegendes Denken anzunehmen. Wenn du dich zum Beispiel niedergeschlagen fühlst, weil du oft glaubst, nicht gut genug zu sein, versuche dich abwärts anstatt aufwärts zu vergleichen. Führe dir nicht immer vor Augen, wer schöner, klüger und beliebter ist als du, sondern schaue dir auch an, ob es Menschen gibt die „schlechter" sind als du. Wenn du eine gute Schwimmerin bist, wird dein Selbstwertgefühl positiv davon beeinflusst, wenn du dir gegenüber auch zugibst besser als andere zu sein. Dabei sollst du natürlich nicht übermäßig arrogant und irrational werden, sondern dich einfach eher auf die positiven als auf die negativen Dinge fokussieren. Sehe es nicht als Last, sondern als Chance, wenn du einen Vortrag halten musst. Sehe nicht die soziale Verpflichtung, sondern den Spaß, wenn du dich mit anderen Menschen triffst. Finde den richtigen Fokus und schon sieht die Welt für dich ganz anders aus.

Übe dich im zweiten Schritt in Rationalität. Wie zuvor schon erwähnt, passiert es schnell, dass man sich im Geiste in einem dramatischen oder tragischen Szenario befindet, in dem alles zum schlimmsten gekommen ist und man keine Freuden mehr im Leben hat. In diesen Momenten musst du vom Karussell abspringen!

Versuche die Technik des „Stopp“ oder „Nein“ Sagens und gebiete deinen Gedanken Einhalt. Wenn du das gemeistert hast, kannst du deine Techniken der Rationalisierung anwenden. Sei dein eigener Freund und sprich dir gut zu. Untermauere das Ganze mit Fakten und Realität. Schreibe vielleicht auch auf, wie du Schritt für Schritt deinen mentalen Albtraum in Einzelteile zerlegst und zu jedem Teil ein Gegenargument findest. Finde Kontrolle, indem du in der echten Welt lebst und dich nicht in dunkle Ecken deines Geistes entführen lässt.

Der dritte Schritt ist die Akzeptanz deiner Emotionen. Hier wird ganz deutlich, dass die Verdrängung nicht der richtige Weg ist. Bemerke deine Emotionen, aber verscheuche sie nicht. Es ist wichtig ihre Existenz zu akzeptieren, um mit ihnen umgehen zu können. Dazu kann es auch sehr hilfreich sein, seine Emotionen spezifisch zu benennen. Was ist eigentlich dieser Kloß in deinem Hals? Ist es Angst? Oder doch Trauer? Vielleicht auch Nervosität? Werde dir bewusst, was genau du eigentlich fühlst. Wenn du deine Emotionen zulässt, sie benennst und kennenlernst, dann werden sie von selbst weniger aufdringlich. Keine Emotion bleibt für immer, also warum dagegen ankämpfen? Sie wird sowieso wieder verschwinden. Lasse sie fließen und beobachte!

Als letzten Schritt musst du in Aktion kommen. Wenn du zuhause auf der Couch rumlümmelst und nichts Produktives tust, haben die Gedanken mehr

Angriffsfläche. Deine Aktionen beeinflussen deine Stimmung. Laufe ein bisschen energischer und du wirst sehen, dass du dich zielgerichtet und produktiv fühlst. Lache mehr und deine Stimmung wird besser werden. Also werde aktiv. Egal, ob das bedeutet, dass du viel Zeit in Bewegung verbringst, dich mit deinen Freunden triffst oder einfach aufmerksam ein gutes Buch liest. Setze deine Energie bewusst ein, um dein Lebensgefühl zu verbessern.

Natürlich sind diese vier Schritte nicht der einzige Weg, um Kontrolle über seine Emotionen zu erlangen. Deswegen werden nun noch drei weitere Techniken zur Emotionsregulation geschildert, die dir hoffentlich weiterhelfen können.

Eine sehr spannende und abwechslungsreiche Art, sich mit seinen Emotionen auseinanderzusetzen und nach und nach ihr Herr zu werden, ist die virtuelle Realität. Damit ist erstmal nur gemeint, dass man sich in eine fiktive und künstlich produzierte Welt begibt. In der Praxis kann das ganz unterschiedlich aussehen.

In einigen Instituten und psychologischen Einrichtungen, darunter auch Universitäten, gibt es Gerätschaften und Programme, mit denen man eine neue Wirklichkeit erschaffen kann. Dies kann entweder durch VR Brillen oder abgedunkelte Räume und große Leinwände von Statten gehen. Oftmals kann man im Rahmen einer Therapie solche Erfahrungen mit virtueller Realität machen.

Dabei wird darauf abgezielt, dich in eine Situation und Umgebung zu bringen, in der du dich unsicher, verletzlich und emotional aufgewühlt fühlst. Denn das sind die Situationen, in denen auch deine Grübelei ansetzt und wo man versuchen sollte das Problem an der Wurzel anzupacken. Nur, wer sich mit seinen Problemen auch auseinandersetzt, schafft es diese zu überwinden. Man versucht in solchen virtuellen Realitäten seine Gefühle wahrzunehmen, sie zu bewerten und sie und ihr Dasein zu akzeptieren.

Natürlich muss man nicht unbedingt Therapie-Patient sein oder nahe genug bei einer Institution mit den entsprechenden Gerätschaften wohnen, um von dieser Methode profitieren zu können. Man kann sich auch selbst in eine solche Simulation begeben, zum Beispiel indem man sich an eine schmerzliche oder unangenehme Situation zurückerinnert und diese ganz bewusst wieder durchlebt.

Wenn man dabei möglichst professionell vorgehen möchte, kann man eine solche Situation als Geschichte aufschreiben und sich anschließend wie eine Art Traumreise von einer anderen Person vorlesen lassen. Egal wie du es handhabst, wichtig ist, dass du nicht vor deinen Erinnerungen wegrennst, sondern dich ihnen stellst. Verweile bewusst in unangenehmen Situationen, versuche dich emotional von ihnen zu distanzieren, um sie nach und nach immer objektiver wahrnehmen zu können.

Eine weitere Methode, die durch vielseitige positive Ergebnisse überzeugt, ist die Kunsttherapie. Sie ist eine sehr flexible und vielseitige therapeutische Maßnahme.

Das erlaubt, sie individuell so zu gestalten, dass sie genau auf dich zugeschnitten ist und dir somit möglichst effektiv hilft. Das Grundprinzip ist sehr simpel: Du versuchst, durch das Produzieren von Kunst, deinen Gefühlen, Ängsten und Sorgen Ausdruck zu verleihen. So beschäftigst du dich mit deinen Emotionen und setzt dich mit ihnen auseinander. Gleichzeitig gehst du einer Tätigkeit nach, die gemeinhin als sehr entspannend gilt, weil man seinen Kopf freimachen kann und sich nicht kognitiv anstrengen muss. Egal ob du töpferst, zeichnest oder auf große Leinwände malst, der Effekt ist immer der gleiche. Du tust etwas Produktives, Ruhiges und Zielführendes.

Wie genau du deine Kunsttherapie gestalten möchtest, ist ganz dir überlassen. Du kannst dir Stifte, Pinsel und Staffeleien kaufen und zu Hause deine Zeit kreativ nutzen. In Erfahrungsberichten werden aber auch offizielle Kunstgruppen oder Töpferkurse sehr positiv dargestellt, da man einerseits einen festen Termin hat, an den man sich halten muss und so nicht so einfach die Motivation verliert. Andererseits hat man auch einen Lehrer oder Betreuer, der einem durch kleine Hilfestellungen dabei unterstützt, nicht den Faden zu verlieren, abzuschweifen oder stecken zu bleiben. Zusätzlich kann es auch wohltuend sein, anderen Teilnehmern seine Werke vorzustellen, da man so seine Gedanken nochmal verbalisiert und eher verinnerlicht. Man löst durch die Kunsttherapie innere Konflikte, stärkt seinen eigenen Ausdruck und übt sich gleichzeitig in Selbstbeherrschung. Es lohnt sich also durchaus, dieser Art der Therapie eine Chance zu geben und sich dadurch immer sicherer mit sich selbst und seinen Emotionen zu fühlen.

Die dritte Strategie, die ich dir noch an die Hand geben möchte, ist die Selbstkontrolle. Grübeleien und Mangel an Emotionskontrolle ergeben sich oft aus einer falschen Selbsteinschätzung und geringen Selbstkenntnis. Daher gilt es zu versuchen, diese zu verbessern, um langfristig besser mit seinen Emotionen und Gedanken umgehen zu können. Aber wie gelingt das? Um bessere Selbstkontrolle zu erlangen muss man zuerst verstehen, woher der Mangel überhaupt kommt.

Du hast wahrscheinlich ein sehr verzerrtes Bild von dir Selbst und bist dir immer nur der Dinge bewusst, die schiefgehen oder die du nicht geschafft hast. Das zeichnet kein akkurates Bild von dir. Du bist genauso sehr deine Misserfolge, wie du deine Erfolge bist. Um deine Selbstwahrnehmung und –Einschätzung zu verbessern solltest du dir regelmäßig eine Art Profil von dir selbst aufschreiben. Nimm dir jede Woche oder alle 3 Tage Zeit dafür, dir deine Erfolge, Misserfolge, Wünsche und Probleme aufzuschreiben. Werde dir klar darüber, wer du eigentlich bist und was dich in diesem Moment bewegt. Nur wenn du wirklich weißt, was in dir vorgeht, weißt du auch, wie du es kontrollieren kannst. Verliere also keine Zeit, sondern setze dich mit dir Selbst und deinem Inneren auseinander. So wirst du schon bald merken, dass du deine Emotionen im Zaum halten kannst und sie dich nicht mehr steuern und tagtäglich deine Stimmung beeinflussen.

Nimm als Fazit zu diesem Kapitel mit, dass dein Ziel ist, dir deinen Emotionen bewusst zu werden, damit du lernst sie zu kontrollieren. Denn Emotionen beeinflussen dein Denken und anders herum. Wenn also deine Emotionen positiv sind wird auch dein Denken positiver sein und die endlosen Grübeleien werden kürzer und weniger intensiv. Versuche dich selbst bewusst zu beobachten, alle Emotion anzunehmen und zu akzeptieren und von diesem Ausgangspunkt aus nach und nach die Macht über dein Inneres zu erlangen. Wenn du Herr über deine Gefühlswelt bist, bist du auch Herr über deinen Geist.

8. Wie du innere Blockaden löst und Selbstzweifel verstummen lässt

Warum grübelst du eigentlich? Du weißt es selbst nicht so genau, oder? Du merkst nur, dass du immer wieder in die Spirale der endlosen Wiederholung abfällst und nicht davon loskommst. Hast du dir schon mal überlegt, ob es mit einer Blockade zusammenhängt?

Die Wahrscheinlichkeit dafür ist nämlich ziemlich hoch. Eine Blockade ist nicht unbedingt ein extrem tiefsitzendes Problem oder eine klinisch diagnostizierbare Krankheit. Eine Blockade muss keine Phobie oder extreme Angststörung sein. Jeder Mensch hat die ein oder andere Blockade. Es ist fast alltäglich und normal, dass sie existieren. Das bedeutet jedoch nicht, dass man sie einfach akzeptieren sollte, denn das ist es, was oft zu negativen Gefühlen und exzessiven Grübeleien führt. Viel mehr solltest du versuchen, dich zu einem Menschen zu entwickeln, der sich seinen Blockaden stellt und sie überwindet.

Aber was genau ist eine Blockade überhaupt? Sie ist eine Art Wand in deinem Weg. Sie hält dich im ersten Moment von der Erreichung deiner Ziele ab, aber wenn du genau hinschaust, merkst du, dass du mit einer Leiter über diese Mauer klettern kannst und im Nachhinein erkennst du auch, dass sie gar nicht wirklich hoch war und du es sogar ohne die Leiter geschafft hättest, sie zu überwinden. Blockaden sind Unsicherheiten, die dich davon abhalten etwas zu tun, vielleicht aus Angst, vielleicht aus Unwissenheit. Sie sind meist zu gleichen Anteilen mental und emotional. Sie existieren in deinem Geist und lösen unangenehme Emotionen aus.

Blockaden sind normal, fast alltäglich. Wenn du schon einmal Selbstzweifel hattest, manchmal eine innere Unruhe verspürst, in alte Muster verfällst oder mentale Aussetzer, sogenannte Blackouts, bemerkst, dann handelt es sich höchstwahrscheinlich um eine

Blockade. Auch Perfektionismus, Prokrastination, Versagensängste oder Selbstsabotage können Blockaden darstellen. Es sind im allgemeinen Dinge, die dir selbst im Weg stehen und dich manchmal von dem abhalten, was du dir vornimmst oder wünschst. Um nicht weiter von ihnen eingeschränkt zu sein, musst du lernen, die Blockade zu überwinden. Du musst versuchen über die Mauer zu klettern. Verweile nicht lange vor ihr, wenn sie dir in den Weg kommt, sondern atme einmal tief durch und setze dich dann damit auseinander.

Der erste Schritt dabei ist es, sich nicht mit seiner Blockade zu identifizieren. Das häufigste und auch größte Problem ist nämlich, dass man seine Blockaden als Teil von sich und als unveränderbare Eigenschaft ansieht. Und zu einem gewissen Grad stimmt es auch, dass man manche Probleme mehr mit sich herumträgt als andere und man eher für gewisse wiederkehrende Verhaltensweisen veranlagt ist. Aber das bedeutet nicht, dass man es einfach so hinnehmen muss.

Mit genug Willen und Übung kann auch eine sehr schüchterne Person zum Mittelpunkt jeder Party werden. Das muss aber gar nicht dein Ziel sein. Du musst nicht so hartnäckig an einer Blockade arbeiten, dass du schon wieder überkompensierst. Wenn du eine eher zurückhaltende Person bist, dann solltest du dich nicht zwingen, dich zu verändern, aber deine Schüchternheit auch nicht der Grund sein, dass du schweigst, wenn du eigentlich etwas zu sagen hast. Um größere Distanz zwischen deine Blockaden und dein Selbstkonzept zu bringen und sie nicht mehr als festen Bestandteil deines Daseins anzusehen, hilft es deine Sprache leicht zu verändern. Sage nicht mehr: „Ich bin zu schüchtern dafür", sondern lieber: „Ich fühle mich gerade zu schüchtern dafür".

Bemerkst du den Unterschied? Die eine Formulierung impliziert, dass die Schüchternheit ein dauerhafter und unüberwindbarer Zustand ist, die andere eher, dass es sich um ein momentanes Gefühl handelt, welches nicht immer Bestandteil deines Daseins ist. Wenn du deine Formulierungen änderst, wird sich auch deine Einstellung zu deiner Blockade ändern.

Du glaubst nicht mehr, dass du einfach eine Person mit großen Selbstzweifeln bist oder grundsätzlich zum prokrastinieren tendierst, sondern verstehst, dass du etwas dagegen tun kannst. Akzeptiere also nicht alle Limitationen, die dir dein Inneres aufzeigt einfach, sondern hinterfrage sie. Ist das wirklich eine Eigenschaft von mir? Sitzt das wirklich tief und unveränderbar in meinem Körper oder Geist? Oder habe ich nicht doch wenigstens ein bisschen Einfluss darauf? Du wirst sehen, dass du meistens zumindest einen geringen Einfluss auf Zustände hast, die sich dann als Blockaden entpuppen.

Wenn du es geschafft hast, deine Blockade als solche zu erkennen und zu verstehen, dass sie nicht unabdinglich ein Teil von dir ist, gilt es im nächsten Moment auch deine Vermeidungsstrategien zu erkennen. Tendierst du vielleicht dazu unangenehme Dinge immer weiter aufzuschieben? Wenn du tiefsitzende soziale Ängste im Kontakt mit Fremden hast, sagst du dir wahrscheinlich oft „Das mache ich später. Ich rufe morgen beim Arzt an. Ich frage morgen nach, wie das mit dem Steuerberater ist."

Du findest dir selbst gegenüber Ausreden, weil du weißt, dass es unsinnig ist, sich darüber Gedanken zu machen. Du sagst dir wahrscheinlich, dass du gerade keine Zeit dafür hast. Du weichst dir selbst aus und verwendest dabei immer wieder die gleichen Mechanismen. Erkenne ebendiese Mechanismen! Du kannst nicht immer wieder Dinge aufschieben und einfach nicht tun, im Glauben, dass sich deine Einstellung irgendwann von selbst ändert.

Du kannst nicht denken, dass sich deine Unsicherheit oder Schüchternheit irgendwann einfach in Luft auflöst. Du musst aktiv etwas dafür tun, damit das passiert. Du musst den Fuß auf die Leiter setzen und anfangen zu klettern, sonst kannst du nicht auf die andere Seite der Mauer gelangen.

Es hilft nicht, sich einzureden, was man alles tun kann, wenn man seine Blockade erstmal überwunden hat. Vielmehr muss man diese Dinge tun, um seine Blockade zu überwinden. Merke dir das gut, denn es ist wichtig, um voran zu kommen. Wenn du erstmal anfängst, dich deinen Blockaden zu stellen, wirst du merken, dass die Dinge die dir so viel Angst gemacht haben gar nicht so schlimm sind. Du hast sie in deinem Geist zu diesem großen, unbesiegbaren Monster gemacht und dich deswegen immer weiter in deine Blockade hineingesteigert. Als du deinem Monster dann endlich mal in die Augen geschaut hast, hast du bemerkt, dass es eigentlich eine kleine, schnurrende Katze ist. Hör auf dich zu fürchten und dir Sorgen zu machen, sondern konfrontiere dich selbst mit dem, wovor du die ganze Zeit davongelaufen bist.

Der dritte und damit letzte Schritt, den es zu meistern gilt, ist es, deine eigenen Ausreden zu erkennen. Du hast gerade schon deine Vermeidungsstrategien erkannt. Diese hängen meist eng mit deinen Ausreden zusammen oder äußern sich sogar auf die gleiche Art. Vielleicht hast du aber auch jetzt schon eine Ausrede gefunden, warum du dich nicht von deiner Vermeidungsstrategie verabschieden kannst oder eine Blockade doch einfach akzeptieren willst, anstatt zu versuchen, sie zu überwinden.

Wenn du als junger Erwachsener Angst davor hast, von zuhause auszuziehen, kannst du Ausreden finden, das nicht zu tun. Du kannst deinen Bildungsweg in Form von Ausbildung oder Studium in Heimatnähe absolvieren, argumentieren, dass dir das Geld zum Auszug fehlt oder dir selbst einreden, dass deine Eltern dich zuhause brauchen. Wenn du vor etwas Angst hast, wirst du endlos viele Argumente finden, es nicht zu tun. Aber das wird dich menschlich, charakterlich und emotional nicht weiterbringen. Du kannst nur wachsen, wenn du dich Neues traust, bereit bist, deine eingeübten Verhaltensweisen zu durchbrechen und über deinen eigenen Schatten zu springen. Du musst bereit sein, hart an dir zu arbeiten, um der Mensch zu werden, der du gerne sein möchtest.

Identifiziere also deine Blockaden, aber schaffe es, dich nicht mit ihnen zu identifizieren. Sie sind kein Teil von dir, sie sind nicht unabdinglich mit dir verwachsen. Du kannst dich einfach von ihnen verabschieden. Dazu musst du dir nur eingestehen, dass du versuchst vor ihnen weg zu laufen. Zeige Initiative und Willenskraft und tu auch die Dinge, die dir unangenehm sind. Setze den ersten Fuß auf die Leiter und klettere sie nach und nach hinauf. Die andere Seite wird dir ganz neue Möglichkeiten bieten und erlauben, deinen Weg weiter zu verfolgen.

Was haben die Blockaden jetzt nochmal mit der Grübelei zu tun? Die Antwort ist einfach. Deine inneren Mauern, die du nicht überwindest sind dein größter inhaltlicher Lieferant für Grübeleien. Es sind Themen, die immer präsent sind, weil du schon lange vor deiner Mauer herumstehst. Du denkst darüber nach, warum die Mauer existiert und ob du sie überqueren kannst, aber tust es doch nie. Wenn du dich nicht weiter bewegst, verweilen auch deine Gedanken dort wo sie sind und schon entsteht Grübelei. Wenn du es also schaffst, deine inneren Blockaden abzureißen, dann nimmst du auch deinem Geist den Stoff zum Grübeln und kannst so dein Gedankenkarussell zum Stoppen bringen. Trau dich, die Mauer zu überqueren und somit die Bremse für deine Gedanken zu ziehen.

9. Die effizientesten Tipps und Tricks für mehr Selbstbewusstsein

Grübeleien sind ein Produkt von Unsicherheit. Um das Grübeln aufzuhören, hilft es also, sein Selbstbewusstsein zu stärken. Selbstbewusstsein, Selbstwert und Selbstsicherheit sind alles ähnliche Begriffe, deren Bedeutung immer mehr verschwimmt.

Um dein Selbstbewusstsein zu erhöhen musst du also erstmal verstehen, was das überhaupt heißt. Das Selbstbewusstsein beschreibt, wie der Begriff schon impliziert, einfach das Bewusstsein für sich selbst, sein eigenes Dasein und seinen Körper.

Der Selbstwert bezeichnet dann die Tatsache, dass man sich selbst schätzt und als wertvoll wahrnimmt. Aus beidem resultiert dann die Selbstsicherheit. Man weiß wer man ist, nimmt sich wahr und ist sich gleichzeitig der Tatsache bewusst, dass man als Person wertvoll ist und das Dasein berechtigt und richtig ist. In der Praxis sind die Begriffe natürlich sehr eng verwoben und sowohl in der Sprache, als auch in der tatsächlichen Bedeutung nur schwer auseinander zu halten.

Wenn man zum Beispiel von Selbstbewusstsein spricht, meint man oft eher die Selbstsicherheit. Da das Selbstbewusstsein aber ein Teil der Selbstsicherheit ist, kann man auch nicht sagen, dass der Begriff komplett falsch verwendet wird. Man kann auch durch einfaches Bewusstsein seines Körpers, seinen Selbstwert steigern. Dieser engen Verbindung der verschiedenen Konzepte bedienen wir uns nun, wenn wir versuchen, durch ein erhöhtes Vertrauen in uns selbst von der Grübelei los zu kommen. Du wirst nun viele brauchbare Tipps kennenlernen, die dir fast ohne Aufwand erlauben, dein Selbstbewusstsein zu verstärken und somit auch von einem erhöhten Selbstwert und einem größeren Ausmaß an Selbstsicherheit zu profitieren.

Ein ganz simpler Weg sein Selbstbewusstsein zu verstärken, ist es, auf eine gute Haltung zu achten. Du bemerkst bestimmt auch bei anderen Menschen, denen du begegnest, dass du durch ihre Körperhaltung schon erste Schlüsse über ihre Person und Persönlichkeit ziehst.

Wenn jemand sehr gebeugt, mit zusammengezogenen Schultern und dem Blick nach unten steht, wirkt er sehr unsicher und in sich gekehrt. Wenn jemand mit gehobener Nase und herausgepresster Brust stolziert, wirkt er eher arrogant. Versuche also, aufrecht und zielgerichtet, mit Blick nach vorne zu stehen und zu gehen. Nehme deine Schultern zurück und achte auf einen geraden Rücken. Wenn du gehst, mache große Schritte, strebe einen zügigen Gang an.

Nicht nur andere bemerken deine Haltung, sondern auch du. Wenn du also selbstbewusst stehst und deine Haltung regelmäßig korrigierst, wirst du dich und deinen eigenen Körper schon bald anders wahrnehmen. Übe vor dem Spiegel und gewöhne dich daran, dich in deiner neuen Haltung zu sehen. Versuche auch, wenn du unterwegs bist, immer wieder bewusst auf deine Haltung zu achten.

Vielleicht siehst du ja deine Reflexion in einer Fensterscheibe oder merkst durch Rückenschmerzen, dass du deine Wirbelsäule wieder gerader durchdrücken musst.

Schon bald wirst du gar nicht mehr darauf achten müssen, dich selbstbewusst zu halten, sondern es wird ganz automatisch passieren. Genauso automatisch wird sich dein Selbstwert ein klein wenig steigern und dein grundsätzliches Lebensgefühl verbessern.

Selbstbewusstsein bedeutet im wahrsten Sinne des Wortes, sich Selbst bewusst zu sein, also sich selbst zu kennen. Deswegen, lerne dich kennen! Schreibe dir auf, was du über dich selbst weißt. Werde dir sowohl deiner Stärken, als auch deiner Schwächen bewusst. Achte dabei darauf, immer gleich viel von beidem aufzuschreiben und dich vor allem nicht nur auf die Schwächen zu konzentrieren, sodass dein Selbstwert sinkt.

Das wäre natürlich sehr kontraproduktiv für diese Übung. Frage außerdem Bekannte und Freunde, am besten aus verschiedenen Lebenskontexten, wie Arbeit, Freizeit oder dem Haushalt, wie sie dich wahrnehmen. Finde heraus welche deiner Eigenschaften Leute am häufigsten erwähnen oder was sie erzählen, das du selbst noch nicht wusstest. Hinterfrage dich immer wieder selbst. Beschreibe deine Entscheidungen in deinem Kopf und begründe sie. Erstelle ein detailliertes Profil zu dir selbst. Das Wissen darüber, wer du bist, wer du sein willst und wie andere Leute dich sehen, wird dir helfen, dein Selbstbewusstsein zu steigern.

Um dein Selbstbewusstsein und somit dein Selbstwertgefühl zu steigern, solltest du eine Aufgabe oder Aktivität finden, die du als bedeutsam ansiehst. Das kann heißen, dass du dich sehr in die Erziehung deiner Kinder investierst, in deinem Beruf versuchst, anderen Menschen zu helfen oder mit einem bestimmten Hobby oder Ehrenamt eine Verbesserung der Lebenssituation für andere bewirkst. Machst du so etwas schon? Wenn ja, dann führe es dir immer wieder vor Augen.

Sei dir dessen bewusst, dass du aktiv etwas Positives zum Leben anderer beiträgst, eine wichtige Aufgabe übernimmst und man die Ergebnisse deiner Anstrengungen in deiner Umwelt sehen kann. Lobe dich selbst für deine Arbeit und Aufopferung, denn sie ist nicht selbstverständlich. Wenn du noch keiner Tätigkeit nachgehst, die du als bedeutsam und wichtig ansehen würdest, dann finde eine. Es ist wichtig und hilfreich für dein persönliches Gefühl der Erfüllung. Du könntest einem gemeinnützigen Verein beitreten, durch Spenden eine Organisation unterstützen oder einfach Menschen in deinem Umfeld unter die Arme greifen. Ganz egal was du tust, achte darauf, dass du persönlich auf emotionaler Ebene von deinem Einsatz profitierst. Das Gefühl, wichtig zu sein, gebraucht zu werden und etwas Sinnvolles mit seiner Zeit zu tun, ist unersetzlich.

Traue dich auch deine Komfortzone zu verlassen! Du wirst nie herausfinden, ob du bestimmte Dinge bewältigen kannst, wenn du nicht deinen inneren Schweinehund überwindest und es einfach ausprobierst. Vielleicht hältst du dein Selbstbewusstsein und damit deinen Selbstwert unterbewusst klein, indem du dir immer wieder sagst, dass du etwas nicht kannst oder es einfach nicht deine Art ist. Also lass dich nicht von dir selbst aufhalten, sondern überschreite deine persönlichen Grenzen hin und wieder. Wenn du Höhenangst hast, dann traue dich auf einen Aussichtspunkt. Wenn du mit deiner eigenen Meinung zu deiner Figur kämpfst, traue dich ein körperbetontes Outfit anzuziehen. Wenn du schüchtern bist, dann traue dich eine Person anzusprechen, die dir sympathisch ist. Du weißt selbst wo deine Grenzen liegen, das heißt aber noch lange nicht, dass du sie auch einhalten musst. Wenn du also mit solchen Situationen konfrontiert wirst, solltest du nicht vor ihnen zurückschrecken und einfach stehen bleiben, sondern versuchen, sie zu überwinden. Traue dich!

Bist du von einem starken, unterstützenden Umfeld umgeben? Hoffentlich beantwortest du diese Frage mit Ja. Denn es ist unfassbar wichtig, Bezugspersonen um sich zu haben, mit denen man eine positive Umgangsweise pflegt. Jeder trägt gewisse Probleme und Lasten mit sich herum und muss manchmal über diese sprechen und sich austauschen.

In solchen Momenten braucht man Menschen, die einen mit Liebe unterstützen und auf konstruktive Art und Weise zur Problembewältigung beitragen. Kontraproduktiv für dein mentales Wohlbefinden sind also Menschen, die dich häufig kritisieren, abfällige Kommentare machen oder sich nicht mit dir und deiner Gefühlswelt auseinandersetzen, sondern nur auf sich selbst fokussiert sind. Wenn dir bei der Beschreibung solcher Menschen gerade eine spezifische Person aus deinem näheren Umfeld in den Kopf gekommen ist, solltest du dir überlegen, ob es gut für dich ist, wenn diese ein Teil deines Lebens bleibt.

Das hört sich im ersten Moment sehr hart an, ist aber durchaus eine wichtige Frage. Ein positives und gutes soziales Umfeld ist unfassbar wichtig für das emotionale und psychische Wohlbefinden und darf daher unter keinen Umständen gefährdet werden. Natürlich reicht aber auch oft schon eine ehrliche Konversation darüber, dass dich die Verhaltensweisen der Person belasten. Egal wie du es handhaben möchtest, achte darauf, dass du dich von liebenden und unterstützenden Menschen umgeben siehst und nie das Gefühl hast, mit einem Problem alleine fertig werden zu müssen.

Vergiss auch nicht für dich selbst zu sorgen! Du weißt am aller besten wie es dir geht und was du tun kannst, wenn du dich schlecht, alleine oder unfähig fühlst. Höre dir selbst und deinem inneren Befinden zu, damit du dich bestmöglich selbst umsorgen kannst. Wenn du das Gefühl hast, nur noch im Stress zu sein und von Ort zu Ort zu hetzen, dann gönne dir eine Pause. Nimm dir ganz bewusst einen Abend frei, an dem du ein langes heißes Bad nimmst und dich dann nach einem leckeren Essen und bei brennenden Kerzen mit einem guten Buch oder Film ins Bett kuschelst. Mache bewusst einen offiziellen Termin, den du sogar in den Kalender einträgst, aus deinem Abend der Selbstliebe und Ruhe. Verpflichte dich dir selbst gegenüber, das auch wirklich zu machen und nicht doch Überstunden zu arbeiten und noch die Wohnung zu putzen.

Zeit für dich ist ein wichtiger Programmpunkt, der nicht zu kurz kommen darf. Natürlich können deine persönlichen Bedürfnisse auch ganz anders aussehen. Wenn du zum Beispiel das Gefühl hast, nicht mehr aus deiner Wohnung und den Pyjamas herauszukommen, kannst du dich auch für Cocktails oder ein Bier mit deinen Freunden verabreden und Ruhe in der sozialen Interaktion erfahren, in der du dich einfach nur auf den Moment konzentrieren musst. Höre auf dich selbst, denn du weißt selbst, was du am dringendsten brauchst. Und scheue dich auch nicht davor, dir selbst mal auf die Schulter zu klopfen, wenn du etwas gut gemacht hast und stolz darauf sein kannst. Das ist auch ein Teil der Selbstsorge. Achte auf dich! Meistens weißt du unterbewusst genau, wie es dir, deinem Körper und deinem Geist geht, du musst nur richtig zuhören.

Mache dir Komplimente, auch wenn dir das erstmal eher komisch vorkommt. Indem du dir Komplimente machst, bist du quasi gezwungen etwas Positives und Gutes an dir selbst zu finden und diesem auch Beachtung zu schenken. Versuche dir jeden Tag mindestens ein Kompliment zu machen, vielleicht immer morgens beim

Aufstehen. Du kannst dir selbst etwas Positives über dich und deinen Charakter sagen, dass dich motiviert in den Tag starten lässt. Mache dir aber auf jeden Fall auch immer dann Komplimente, wenn die Situation es zulässt oder vorgibt. Wenn du zum Beispiel ein besonders anstrengendes Fitness-Training durchgehalten hast oder eine Deadline für ein Projekt eingehalten hast, obwohl es sehr viel Arbeit und Disziplin erfordert hat. Du musst deine kleinen Siege im Alltag wertschätzen, genau wie du deine eigenen positiven Eigenschaften wertschätzen solltest. Wenn du vermehrt auf diese Dinge achtest, wird dein Lebensgefühl bald ein ganz anderes sein. Also scheue nicht davor zurück, dir selbst Komplimente zu machen und deine Leistungen anzuerkennen.

Ein weiterer sehr simpler Weg, dein Selbstbewusstsein und deinen Selbstwert zu stärken, ist es, zu lächeln. Es ist eine sehr banale und einfache Taktik, aber dabei trotzdem effizient. Wenn du lächelst, wirst du auf Dauer glücklicher und positiver, selbst wenn das Lächeln manchmal erzwungen und nicht ernst gemeint ist. Ähnlich wie mit der selbstbewussten Körperhaltung, gilt das Prinzip „Fake it until you make it". Das bedeutet auf Deutsch, dass du etwas einfach solange vorspielen sollst, bis es tatsächlich so wird, wie du die ganze Zeit getan hast. Wenn du also öfter lächelst, um fröhlicher positiver und offener zu wirken und deine Ausstrahlung zu verbessern, dann wird es tatsächlich irgendwann so kommen. Du wirst automatisch mehr lächeln, weil du öfter einen Grund dazu siehst und weil es vielleicht schon eine Art Reflex geworden ist. Als kleine Einstiegshilfe kannst du dir vornehmen, jedes Mal zu lächeln, wenn du eine andere Person begrüßt oder verabschiedest und wenn du dich selbst siehst, zum Beispiel im Spiegel oder in einer Scheibenreflexion. Somit stärkst du gleichzeitig ein positives Bild von dir selbst und lernst, dich selbst mit mehr Freundlichkeit und Nachsicht zu behandeln.

Trotz aller Freundlichkeit, gutem Willen und Drang zum Helfen solltest du aber trotzdem wissen, wie man „Nein" sagt. Menschen mit geringem Selbstbewusstsein tendieren dazu, sich zu leicht manipulieren und zu Dingen überreden zu lassen. Sei nicht dieser Mensch! Du musst nicht alles tun, was man dir sagt und nicht jeder Person alles recht machen wollen.

Habe den Mut einfach Nein zu sagen, wenn du eine Sache nicht machen möchtest, jemandem nicht helfen kannst oder dich irgendwie bedrängt fühlst. Es ist auch keine Schande zu einer Sache an einem Tag „Ja" und am anderen Tag „Nein" zu sagen. Zum Beispiel kann es sein, dass du an einem bestimmten Tag das Kind deiner Freundin aus dem Kindergarten abholst und an einem anderen für die gleiche Aufgabe zu wenig zeitliche Kapazität hast. Auch wenn du mal keine Lust hast, mit deinen Freunden wegzugehen, sondern lieber entspannt zuhause bleiben möchtest, ist es keine Schande „Nein" zu sagen und du musst dich auch nicht dafür rechtfertigen. Hier also noch einmal der Tipp: Höre auf dich Selbst und tu nur das, was dir auch guttut und was du machen möchtest. „Nein" zu sagen ist kein Verbrechen.

Um ein gewisses Erfolgsgefühl hervorzurufen, versuche ein Projekt zu beenden. Es gibt nichts besseres, als einen Haken auf seiner To-Do Liste zu setzen und mit dem Gefühl etwas geschafft zu haben ins Bett zu gehen. Es ist dir überlassen, wie genau dieses Projekt aussehen soll und welchen Umfang es hat. Es ist lediglich relevant, dass es etwas ist, bei dem du dich freust oder stolz bist, wenn es beendet ist.

Vielleicht strickst du ja endlich mal den Schal fertig, den du vor einem halben Jahr angefangen hast. Oder du nimmst dir einen Tag Zeit, alle deine Äpfel aus dem Garten in Marmelade einzukochen. Tu, was du dir schon lange vorgenommen hast! Male ein Bild, besuche einen Yoga-Kurs oder plane die Reise, von der du schon seit 10 Jahren träumst. Selbst wenn du es endlich mal schaffst deinen Kleiderschrank auszumisten, ist das ein Projekt, welches man erfolgreich bewältigen kann. Nimm dir ein Ziel und erreiche es. Du wirst gar nicht genug von dem Gefühl bekommen, dass es in dir auslöst.

Neben diesen Projekten gilt es aber auch, sich große Ziele zu stecken, fast wie Meilensteine im Leben. Es ist erlaubt zu träumen, also greife ruhig nach den Sternen. Was möchtest du noch erreichen? Wie wäre dein Leben idealerweise in 10 Jahren? Was würde dich dauerhaft wirklich glücklich machen? Es ist egal ob du berufliche Ambitionen hast, von einer großen Familie mit vielen Kindern und Enkelkindern träumst, schon immer mal für einige Zeit auswandern wolltest oder die gesamten Alpen überqueren willst.

Hauptsache du weißt, was deine Ziele sind und verfolgst diese. Denn nichts ist schlimmer, als ein Leben, bei dem du nicht von einer Art Grundmotivation angetrieben wirst, etwas zu erreichen. Es ist gut im Hier und Jetzt glücklich und zufrieden zu sein, aber auch äußerst wichtig, nach etwas neuem und Anderem zu streben. Es liegt in der Natur des Menschen immer mehr zu wollen und deswegen brauchen wir auch die Ziele und den inneren Antrieb in unserem Leben. Es liegt quasi in unserer Natur, Träumen hinterher zu jagen. Also traue dich ruhig zu träumen!

Ein weiterer Aspekt der essentiell für deinen Selbstwert und dein persönliches Wohlbefinden ist, ist dein eigenes Körpergefühl. Sich in seiner eigenen Haut wohlzufühlen ist gar nicht so einfach. Vielleicht magst du deine Nase nicht besonders, findest dich zu dick, deine Haare sind spröde und kaputt oder du hast einen fiesen Pickel im Gesicht. Aber selbst wenn du mit deiner eigenen Erscheinung nicht immer zu 100 Prozent zufrieden bist, heißt das nicht, dass du dich in deiner eigenen Haut nicht wohlfühlen kannst. Pflege deinen Körper und du bist schon einen Schritt weiter. Vielleicht nimmst du am Wochenende immer ein langes Wohlfühlbad mit Salzen und Badeschaum oder verbringst öfter mal Zeit damit, deinen eigenen Körper einzucremen und zu massieren.

Ein klein bisschen Wohlfühlzeit kann schon einen großen Unterschied im Körperempfinden machen. Wenn du mit deinem äußeren unglücklich bist, dann verändere etwas daran, finde zum Beispiel eine neue Haarfarbe. Schon die kleinste Veränderung kann verändern, wie du dich selbst wahrnimmst.

Sich aktiv zum Ausgehen zurecht zu machen, mit Schminke, Schmuck und sorgfältig ausgewählter Kleidung kann auch sehr zum persönlichen Wohlbefinden beitragen. Generell solltest du versuchen Kleidung zu tragen, in der du dich schön fühlst, die aber auch bequem und für dich angenehm zu tragen ist. Solche kleinen Aspekte können deine tägliche Stimmung maßgeblich beeinflussen, ohne dass du dir dessen wirklich bewusst bist. Genauso hilft dir körperliche Betätigung und Sport dabei, dich fitter und aktiver zu fühlen.

Du musst auf keinen Fall Leistungssportler werden, aber solltest der regelmäßigen Bewegung auf jeden Fall eine Chance geben. Finde etwas, dass dir Spaß macht, dabei ist alles von Spazieren gehen bis hin zu Boxen erlaubt. Gehe deiner Bewegungsart der Wahl regelmäßig nach und beobachte, wie du daraus Energie gewinnst. Zuletzt gilt es nur noch zu sagen: Sei geduldig mit dir selbst. Der Prozess zu einem verbesserten Selbstbewusstsein und Selbstwert ist lang und nicht immer einfach. Aber dein Anspruch sollte es auch nicht sein, von einem Tag auf den anderen ein neuer Mensch zu werden. Vielmehr sollte es dein Ziel sein, dich graduell und konsequent zu einer besseren Version von dir selbst zu entwickeln. Und mit genügend Willen und diesen Tipps wird dir das auch gelingen!

10. Wie du negative Glaubenssätze ein für alle Mal auflöst

Glaubenssätze regieren unser Leben. Sie dominieren viele unserer Entscheidungen und Verhaltensweisen und nehmen Einfluss auf unser Denken. Um die Grübelei effektiv stoppen zu können, musst du dich also mit Glaubenssätzen auseinandersetzen und sie verstehen, damit du schlussendlich die negativen Gedanken auflösen kannst.

Aber was sind eigentlich Glaubenssätze? Das solltest du auf jeden Fall zuerst verstehen, damit du dann effektiv mit ihnen umgehen kannst. Glaubenssätze sind banal gesagt immer wiederkehrende Programme in deinem Kopf, die aus starken neuronalen Netzen bestehen. Das bedeutet, dass in deinem Kopf immer wieder das gleiche Muster ausgelöst wird, wenn du einem gewissen Reiz ausgesetzt bist.

Wenn du zum Beispiel Angst vor Hunden hast und dann einem begegnest, wird dein Kopf das Muster dafür aktivieren. Wenn du eine Woche später wieder einen Hund siehst, wird das gleiche Muster nochmals aktiviert. Glaubenssätze sind also tiefsitzende, immer wieder wiederholte Annahmen, Meinungen und fest verankerte Überzeugungen. Die neuronalen Programme reagieren, wie eben schon erklärt, auf die Umwelt, daraufhin werden Gedanken und Gefühle erzeugt, die wiederum dein Verhalten bestimmen. Es ist also keine Übertreibung, wenn man sagt, dass Glaubenssätze das gesamte Leben und Dasein bestimmen.

Es gibt unendlich viele Glaubenssätze, dabei sind viele stereotyp und weit verbreitet. Vielleicht erkennst du dich also in dem ein oder anderen wieder. Beispiel sind Aussagen, wie „Ich kann xy nicht", „Reiche sind schlecht", „Ich habe kein Glück", „Ich bin im Winter immer krank", „Alle Männer wollen nur das Eine" oder „Die Welt ist ungerecht". Das sind alles Beispiele für negative Glaubenssätze. Das bedeutet aber nicht, dass alle Glaubenssätze problematisch für dich und dein glückliches Dasein sind. Es gibt auch viele positive Glaubenssätze, wie „Am Ende wird alles gut" oder „Menschen sind nicht grundsätzlich böse". Da solche Überzeugungen aber in der Regel nicht schädlich für deine Psyche oder relevant im Kampf gegen die Grübelei sind, fokussieren wir uns nun auf die negativen Glaubenssätze und darauf, sie nach und nach aufzulösen.

Aber wo kommen sie eigentlich her? Glaubenssätze haben unterschiedlichen Ursprung, bilden sich aber vorwiegend im Kindes- und Jugendalter. Man nimmt sie durch Erziehung und Sozialisierung, sowie Lernprozesse, Konditionierungen und Prägungen an. Durch die Eltern lernt man bestimmte Werte und Normen und es entstehen Persönlichkeitsmerkmale durch einen bestimmten Erziehungsstil. Eltern geben ihre Glaubenssätze daher auch in großen Teilen an die Kinder weiter, weil diese konstant damit konfrontiert werden und noch nicht entscheiden können, ob sie berechtigt oder logisch sind. Wenn du also panische Angst vor Hunden hast und dein Glaubenssatz daher „Hunde sind schlecht" lautet, kann es sein, dass dein Kind diesen einmal übernimmt, weil du dich von Hunden fernhältst oder vielleicht sogar negativ über sie sprichst.

Auch in der Schule ist man dem Einfluss der Lehrer ausgesetzt und lernt nach und nach bestimmte Aussagen einfach als gegebene Fakten zu akzeptieren, die somit zu Glaubenssätzen werden. Konditionierung beschreibt den Prozess, in dem man lernt etwas zu tun oder zu lassen, je nachdem, ob positive oder negative Konsequenzen folgen. Wenn ein kleiner Junge seine Schwester schlägt, bekommt er wahrscheinlich Ärger. Wenn dieser Prozess mehrfach aufgetreten ist, versteht das Kind nach und nach, dass es seine Schwester nicht schlagen sollte. Diese kausalen Zusammenhangsketten, die sich nach und nach bilden, fallen auch in die Kategorie der Glaubenssätze.

Man kann also sagen, dass jeder Mensch diese Art tiefsitzende Überzeugungen hat und sie auch unabhängig von Intelligenz oder Bildungsstatus sind. Jeder wurde als Kind von Menschen in seiner Umwelt und seinen eigenen Erfahrungen beeinflusst und hat als Folge daraus Glaubenssätze entwickelt.

Und wie schafft man es nun seine eigenen Glaubenssätze aufzulösen? Zu aller erst muss man sie finden. Das geht sehr einfach, indem man an dem Problem ansetzt, das einen gerade beschäftigt. Hast du vielleicht Probleme in deiner Beziehung? An welcher Überzeugung, die du hast könnte das liegen? Vielleicht glaubst du generell beziehungsunfähig zu sein oder sagst dir, dass du zu stur bist, um deine Meinung in einem Streit zu ändern. Frage dich: „Welche Überzeugungen müsste jemand haben, um in der genau gleichen Problemsituation zu sein, wie ich?“. Damit hast du dann deinen Glaubenssatz. Wir nehmen als weiteres Beispiel mal an, dass du von dir selbst sagst: „Ich bin beziehungsunfähig“.

Frage dich als nächstes: „Ist dieser Glaubenssatz wirklich wahr?". Vielleicht beantwortest du diese Frage mit Ja, weil schon einige Beziehungen hattest, die wegen deinem Verhalten gescheitert sind. Aber frage dich dann nochmal: „Ist er wirklich, wirklich wahr?". Denn eigentlich sind Glaubensätze nie zu 100 Prozent wahr. Sie sind in vielen Situationen vielleicht zutreffend oder du hast sie immer so empfunden, aber du kannst nicht mit gänzlicher Sicherheit sagen, dass sie den Tatsachen entsprechen. Deine Beziehungen könnten zum Beispiel auch einfach auseinandergegangen sein, weil ihr nicht richtig zusammengepasst habt oder die andere Person, genau wie du selbst, Fehler gemacht hat. Du solltest also auf jeden Fall zu dem Schluss kommen, dass deine Überzeugung nicht unbedingt wahr sein muss.

Frage dich nun, wie dein weiteres Leben aussehen würde, wenn du diese Überzeugung beibehältst und nichts daran änderst. Vielleicht glaubst du dann für immer alleine zu bleiben und nie zu heiraten. Schreibe dir auf, welche Zukunftsvision sich daraus ergibt und wie du dich mit dieser fühlen würdest. Bei negativen Glaubenssätzen liegt nahe, dass sich daraus ein negatives Zukunftsbild ergibt. Nimm dir kurz Zeit, um in vergangene Erinnerungen oder zukünftige Vorstellungen einzutauchen, die mit dieser Überzeugung zusammenhängen. Durchlebe einige Situationen, achte darauf, wie du mit Chancen umgehst, wie du andere Menschen behandelst und wie du dich fühlst. Nun begib dich wieder in diese Szenarien vor deinem inneren Auge, aber stelle dir dabei eher vor, wie deine Zukunft aussehen würde, wenn du deine Überzeugung fallen lässt. Du kehrst also die Gedanken um. Vielleicht siehst du dich bei deiner Hochzeit oder dabei, wie du mit deinem Lebenspartner alt wirst. Du siehst, was alles möglich ist, wenn du dich von deinem Glaubenssatz distanzierst.

Und jetzt stell dir mal für einen kurzen Moment vor, wie deine Welt sein könnte, wenn du alle deine negativen Glaubenssätze nach und nach loslässt und dich nicht mehr von ihnen lenken lässt. Gib dich dem Gedanken der unendlichen Möglichkeiten und der Aufregung der Zukunft hin. Du weißt jetzt, dass deine Überzeugungen nicht den Tatsachen entsprechen und dass du sie ändern kannst, wenn du möchtest. Nimm dir also immer wieder, wenn du auf eine Mauer stößt, ein Blatt und schreibe die verschiedenen Schritte auf, mit denen du deine negativen Glaubenssätze nach und nach auflösen kannst.

Wenn du weißt, wie du sie loswirst, hast du auch eine Strategie, um deinen Grübeleien die Basis und das Material zu nehmen. Sie beruhen nämlich meistens zumindest teilweise auf Überzeugungen, an denen man festhält, obwohl das gar nicht nötig ist. Grübeleien stützen sich auf alles permanent Vorhandene in deinem Geist, da sie auch langfristig und anhaltend sind. Mit dem wegfallen der steifen und tief verankerten Überzeugungen, haben also die negativen, grüblerischen Gedanken auch keine Chance mehr. Im nächsten Kapitel werden dir mächtige Techniken mitgegeben, mit denen du dein Unterbewusstsein positiv beeinflussen und somit auch deine negativen Glaubenssätze auflösen kannst.

11. Die mächtigsten Techniken, um dein Unterbewusstsein positiv zu beeinflussen

Grübeleien entstehen selten aktiv. Du hast dich wahrscheinlich auch nie selbständig dazu entschieden, dass du in einem bestimmten Moment anfangen möchtest, zu grübeln. Leider passiert es trotzdem sehr oft. Aber woran liegt das? Dein Unterbewusstsein spielt dabei eine große Rolle. Wenn du es schaffen möchtest, deine Grübeleien zu stoppen und aktiv Kontrolle über deinen Geist zu haben, dann musst du lernen dein Unterbewusstsein zu manipulieren und systematisch neu zu programmieren.

„Unterbewusstsein" ist ein sehr vager und abstrakter Begriff, also solltest du zuerst verstehen, was genau es ist und wie es mit deinen Gedanken und deinem Geist zusammenhängt. Die beiden großen Komponenten deines Verstandes sind das Bewusstsein und das Unterbewusstsein. Das Bewusstsein ist dabei der aktive Part, der Entscheidungen trifft und kreativ ist. Er ist dominant, wenn du dich auf etwas konzentrierst und geht mit dir zu Bett. Das Unterbewusstsein ist der Gegenpart.

Es ist passiv, immer dann aktiv, wenn du dich nicht konzentrierst und kümmert sich um automatisch ablaufende Mechanismen und Muster. Deine Glaubenssätze, die im vorherigen Kapitel thematisiert wurden, liegen also auch im Unterbewusstsein. Es macht fast 95 Prozent unseres Verstandes aus, ist also deutlich mächtiger und wichtiger in unserem Leben, als viele Menschen erwarten würden. Da sich im Unterbewusstsein aber auch negative Einstellungen und Prozesse abgespeichert haben können, ist es wichtig, dass du lernst, diesen unzugänglichen Teil deiner Selbst zu manipulieren, um so die negativen Inhalte löschen zu können.

Ähnlich wie bei den Glaubenssätzen, die einen Teil deines Unterbewusstseins bilden, sind auch die anderen Inhalte meist in der Kindheit erlernt und antrainiert worden. Die Erziehung und Sozialisation tragen dazu bei, verschiedene Verhaltensmuster immer wieder zu ermutigen, sodass sie irgendwann automatisch ablaufen. Du denkst wahrscheinlich nicht mehr aktiv darüber nach, dir nach dem Toilettengang die Hände zu waschen oder Gesundheit zu sagen, wenn jemand niest.

Du musst nicht darüber nachdenken, weil diese Prozesse fest in deinem Verstand verankert sind und automatisch ablaufen, sobald ein Reiz sie aktiviert. Leider sind nicht nur solche Prozesse der Höflichkeit und guten Erziehung in deinem Unterbewusstsein abgespeichert, sondern auch Zustände wie Unsicherheit oder die Tendenz dazu, den Fehler bei anderen zu suchen, anstatt bei sich selbst. Vielleicht siehst du dich auch immer in der Opferrolle oder vermutest in jedem deinen Konkurrenten. All diese Dinge können Mechanismen sein, die sich nach und nach in deinem Unterbewusstsein verankert haben, sodass du jetzt gar nicht mehr bemerkst, wenn du sie anwendest.

Um dein Unterbewusstsein zu manipulieren, gilt es mal wieder deine eigenen Gedanken zu beobachten. Frage dich, was in deinem Unterbewusstsein abgelegt sein könnte. Stelle dir die Frage, woran du glaubst, was deine Werte sind, wovor sich dein Geist fürchtet und stelle fest, ob es Dinge gibt, die du versuchst, dir selbst einzureden. Dein Verstand nutzt Wiederholungen für sich, um Dinge permanent und nachhaltig in dein Unterbewusstsein einzugravieren. Dabei ist nicht mal wichtig, ob es sich um die Realität handelt, denn wie du schon weißt, gibt es nur eine subjektive Realität. Alles passiert aus deinem Fokus und deiner Sichtweise heraus. Das gibt dir aber auch die Chance, selbst auf dein Unterbewusstsein zuzugreifen. Versuche es zuerst mit einer sehr einfachen Übung, in der du dir etwas suchst, was du nicht magst, am besten ein Geschmack oder ein Geruch. Vielleicht hasst du Vanilleduftkerzen. Sage dir selbst im Geist: „Ich mag Vanilleduft" und wiederhole diesen Gedanken regelmäßig und betone ihn vor allem immer dann, wenn du mit dem Duft konfrontiert bist.

Du wirst merken, dass du dir nach einiger Zeit automatisch selbst sagen wirst, dass dir der Geruch von Vanille gefällt und diese Antwort auch gibst, wenn dich jemand anderes danach fragt. Du kannst also dein Unterbewusstsein nach und nach durch systematische Wiederholung manipulieren. Dies funktioniert auch mit bedeutenderen Gedanken, als nur bei Gerüchen und Geschmäckern, kann aber bei sehr tiefsitzenden Mechanismen einige Zeit dauern. Durch die Macht der Wiederholung kannst du es aber sehr einfach schaffen, negative Gedanken nach und nach mit neuen Überzeugungen zu überschreiben.

Hierbei ist unumgänglich und essentiell, dass man seine Gedanken und sein Unterbewusstsein komplett neutral betrachtet. Man darf sie nicht werten oder interpretieren, denn dann sind sie schon verzerrt oder manipuliert und die Möglichkeit das Unterbewusstsein zu verändern, geht verloren. Sobald man anfängt seine

Gedanken und seinen Verstand zu filtern, verirrt man sich wieder in eine bestimmte Ecke seines Geistes, was auf keinen Fall das Ziel ist.

Ein hilfreiches Mittel, um die reine Gedankenbeobachtung zu trainieren, ist die Meditation. Sie zielt darauf ab, den Geist und somit den Körper in einen Zustand der Ruhe zu versetzen und hilft dabei, seine Gedanken zu akzeptieren. Meditation trägt zur Entschleunigung der eigenen Gedanken bei. Man kann nämlich nicht mehrere Gedanken gleichzeitig fassen, obwohl es uns manchmal so vorkommt, als würden uns mehrere Dinge auf einmal beschäftigen. Unser Verstand arbeitet so schnell und gehetzt, dass Gedanken beginnen zu verschwimmen. Meditation bringt Ruhe und mit der Ruhe kommt die Möglichkeit, seine Gedanken wirklich wahrzunehmen.

Aber wie meditiert man überhaupt richtig? Dazu ist zuallererst wichtig, dass es kein klar festgelegtes Richtig oder Falsch gibt, sondern jeder seine persönliche Art des Meditierens finden muss. Du kannst ganz klassisch im Schneidersitz sitzen, dich hinlegen oder auf einer Bett- oder Stuhlkante niederlassen. Finde die Position, die sich für dich richtig anfühlt und versuche durch kontrollierte, langsame Atmung, innere Ruhe einkehren zu lassen. Atme tief ein und schenke vor allem der intensiven Ausatmung Beachtung. Sie vermittelt das Gefühl des „Loslassens" und „Wegstoßens". Du kannst also mit einer Ausatmung merken, wie du nach und nach die Negativität,

Probleme und Unsicherheiten des Tages abgibst und entspannter wirst. Finde den Weg, der für dich richtig ist, du kannst ganz für dich selbst meditieren oder dich von einem virtuellen oder echten Lehrer leiten lassen. Wichtig ist einzig, dass du dich darauf einlässt, es nicht hinterfragst, sondern dich ganz auf dich selbst und deinen Atem konzentrierst.

Die Ruhe, die durch die Meditation in dir einkehrt, hilft dir, dich Selbst und dein Inneres unvoreingenommen zu betrachten und stärkt gleichzeitig positive Kognitionen und emotionale Prozesse, führt zu mehr Kreativität und reduziert natürlich den Stress. Allein eine gelassenere und ausgeglichene Grundeinstellung wird dir schon dabei helfen, deine Grübeleien zu reduzieren. Zusätzlich wird die Manipulation deines Unterbewusstseins hin zum Positiven es fast unmöglich machen, sich noch in negativen Gedankenspiralen zu verlieren.

Um die Meditation und die schrittweise Manipulation des Unterbewusstseins zu vereinen, kannst du dich auch in der Mantra-Meditation üben. Es ist im Grundsatz wie eine ganz normale Meditation. Du begibst dich in einen Zustand der inneren Gelassenheit und Ruhe und versuchst durch kontrollierte Atmung deinen Geist du entspannen. Nun kannst du während dieser Übung ein Mantra, also einen Satz, ein Wort oder eine Phrase immer wieder wiederholen, um sie zu verinnerlichen. Atme ein und sage mit deiner Ausatmung dein Mantra. Das wohl bekannteste Mantra ist das „Om", das als Ursilbe des Universums gilt.

Dein Mantra kann aber alles Mögliche sein, was du deinem Unterbewusstsein beibringen möchtest. Du kannst ein schon bestehendes Mantra nehmen, oder du könntest zum Beispiel sagen: „Ich bin genug". Irgendwann wird es in deinem Verstand angekommen sein und dein Selbstwertgefühl positiv beeinflussen.

Vielleicht empfindest du es zusätzlich als hilfreich dein Mantra abstrakter zu machen, indem du es in eine andere Sprache, wie zum Beispiel Sanskrit, übersetzt. Damit fühlst du dich nicht ganz so direkt und verwundbar.

Nimm es auch gerne mit in deinen Alltag und sage es dir in schwierigen Situationen im Geist immer wieder vor. Damit bist du schon Mitten im Prozess des Umprogrammierens deines Unterbewusstseins.

Im Praxis-Programm am Ende des Buchs wird sich unter anderem darauf fokussiert, wie du Medtitation zu einer täglichen Gewohnheit machst und dadurch lernst, deine Gedanken neutral zu beobachten und zu einer eisernen inneren Ruhe zu finden. Somit führt das tägliche Meditieren zu einer immensen Reduktion deiner Grübeleien. Mantras sind ähnlich wie Affirmationen, die du dir immer wieder selbst sagst. Vielleicht hast du Affirmationen ja auch schon ausprobiert und festgestellt, dass sie nichts für dich sind oder dass sie einfach nicht den gewünschten Effekt erzielen. Du sagst dir deine Affirmation immer wieder auf, aber sie kommt einfach nicht in deinem Unterbewusstsein an, weil dein Verstand analytisch denkt und immer wieder dagegen argumentiert. Vielleicht stehst du vor dem Spiegel und sagst dir, du bist schlank und schön, aber dein innerer kleiner Teufel wiederspricht.

Wenn deine Affirmationen auf so eine Blockade treffen, können sie es nicht ins Unterbewusstsein schaffen, da sie immer wieder aufgehalten werden. Wie schaffen deine Affirmationen es also an dieser Barriere vorbei? Ein einfacher Weg ist es, sie als Frage zu formulieren. Ganz tief in dir weißt du nämlich, dass deine Affirmationen und Mantras wahr sind.

Wenn du dich also einfach selbst fragst: „Warum bin ich schön?" oder „Warum bin ich glücklich und zufrieden mit meinem Körper und meiner Figur?", dann hat deine innere analytische Barriere keinen einfachen Angriffspunkt mehr. Dein Geist muss dir antworten und mit dieser Antwort schaffst du den Weg an deiner inneren Barriere vorbei. Die Antworten, die du dir selbst auf deine affirmativen Fragen gibst, gelangen also schlussendlich ins Unterbewusstsein und können sich dort festsetzen und deinen Alltag positiv beeinflussen. Wenn du also das Gefühl bekommst deine Mantras oder Affirmationen, die du zu dir selbst sprichst, werden von deinem eigenen Verstand immer wieder abgewiesen, dann scheue nicht davor zurück sie umzuformulieren. Beginne ein Frage-Antwort-Spiel mit dir selbst und stehle dich so am Türsteher für dein Unterbewusstsein vorbei.

Eine weitere Methode, mit der du es schaffst, dein Unterbewusstsein zu erreichen und nach und nach zum Positiven zu verändern, ist die Visualisierung. Sie baut auf der Meditation auf, aber geht noch ein paar Schritte weiter. Für den Prozess der Visualisierung, beginne mit fünf Minuten reiner Meditation. Bringe deinen Körper und Geist in den Zustand der Ruhe und Gelassenheit, um dich anschließend ganz auf dein Inneres konzentrieren zu können. Nachdem du einige Minuten auf deine Atmung geachtet hast, solltest du dir zwei Minuten für Dankbarkeit nehmen.

Du wirst im Folgenden vor deinem inneren Auge visualisieren, was du dir wünschst und wonach zu strebst, aber das soll nicht heißen, dass du von einem negativen Ausgangspunkt starten solltest. Wenn du dir zum Beispiel intensivere Beziehungen oder einen Partner wünschst, dann verstricke dich nicht in Selbstmitleid, sondern nutze die Zeit nach der Meditation, dir vor Augen zu halten, wo du schon positive und erfüllende Beziehungen pflegst. Sei dankbar für das, was du schon hast und konzentriere dich auf das Glück und die Freude, die diese Beziehungen dir bringen. Erst im nächsten Schritt startet die tatsächliche Visualisierung. Schließe die Augen und stelle dir bildlich vor, was du dir wünschst.

Vielleicht siehst du dich mit deinem Traumpartner bei einem romantischen Abendessen oder sogar vor dem Traualtar. Traue dich ganz und gar in diese Situation einzutauchen. Sehe die Bilder nicht nur vor dir, sondern lass auch die Gefühle und Emotionen zu, die sie mitbringen. Und dann versenke dich ganz in der Situation, werde eins damit, sei der Mensch, der du in deiner Visualisierung bist. Mit dieser Methode kannst du ganz einfach dein Unterbewusstsein neu programmieren und deinen eigenen Verstand immer mehr nach deinen Vorstellungen formen.

Also nimm dir regelmäßig die Zeit nach diesem Schema vorzugehen. Meditiere, sei dankbar für das, was du hast, visualisiere, was du dir wünschst, und dann fühle es und werde es. Werde durch die Kraft deines eigenen Geistes eine bessere, positivere Version deiner Selbst.

12. 15 kinderleichte Übungen, um deutlich achtsamer zu werden

Im Zusammenhang mit Meditation, Visualisierung und ähnlichen Übungen, hört man immer wieder das Wort Achtsamkeit. Weißt du was das bedeutet? Die Achtsamkeit beschreibt den Vorgang, indem du die Interpretation und Analyse von Situationen beendest und einfach darauf achtest, was um dich herum passiert.

Du sollst dich fokussieren, ohne dabei ein bestimmtes Ziel zu haben oder einen Zustand erreichen zu wollen. Du übst dich quasi einfach im „sein“. Wenn du dich in Achtsamkeit übst, wird das deinen Stress reduzieren und dir helfen eine positivere und ausgeglichene Sicht auf deine Umwelt zu erzeugen, was im nächsten Schritt natürlich auch Abhilfe gegen negativ geprägte Grübeleien bedeutet.

Du wirst deinen eigenen Fokus und deine Produktivität erhöhen können und das Gefühl haben, mehr Einfluss auf und Kontrolle über dein Leben zu haben. Du wirst aktiver Gestalter deines Daseins und deines Inneren. Mit erhöhter Achtsamkeit wirst du deinen inneren Dialog bewusster wahrnehmen und verändern können. Aber wie kannst du das schaffen? Wie kannst du achtsamer werden? Im Folgenden werden dir einige sehr simple und gut nachmachbare Achtsamkeitsübungen beschrieben, die du ganz einfach selbst ausprobieren kannst. Dazu ist vorab noch eine Sache wichtig: Du machst diese Übungen zwar, um etwas Bestimmtes zu erreichen, musst dich aber von diesem Ziel vor Augen lösen, wenn du Erfolg haben willst. Achtsamkeit ist ein Prozess, auf den du dich voll und ganz einlassen musst. Du darfst nicht ungeduldig werden. Erinnere dich daran, wenn du dich jetzt in die Übungen vertiefst.

Setze einen Atem-Anker. Wie auch bei der Meditation, die als wirksamste Achtsamkeitsmethode gilt, ist es hier wichtig, ruhig zu werden. Da die Atmung und der Gemütszustand sowie das Stresslevel eng miteinander verbunden sind, ist es äußerst hilfreich diese zu kontrollieren. Nimm dir also mehrmals am Tag eine Minute Zeit, um auf deinen Atem zu achten. Setze oder lege dich dazu gerade hin, entspanne die Schultern und schließe die Augen. Lege deine Hände auf deinen Bauch und dann atme ganz bewusst zehn bis fünfzehn Mal ein und aus. Spüre wie die Luft deine Lungen füllt und wieder verlässt und bemerke, wie dein Herzschlag sich entsprechend deiner Atmung verlangsamt. Die mehrfache und regelmäßige Ausführung dieser Übung wird dir dabei helfen, Ruhe in deinen Alltag zu bringen.

Des Weiteren ist ein achtsamer Morgen unfassbar wichtig, da er die Grundstimmung für den restlichen Tag setzt. Versuche also nicht gestresst aus dem Bett zu springen und in zehn Minuten fertig für die Arbeit zu werden.

Gehe deinen Tag ruhig und gelassen an, dann wirst du es auch schaffen, diese Stimmung in den kommenden Stunden beizubehalten. Lass dich von deinem Wecker aufwecken und bleibe dann noch kurz mit offenen Augen im Bett liegen. Nimm die Decke oder das Zimmer wahr und werde dir bewusst, dass ein neuer Tag beginnt.

Setze dich dann auf und nimm dir eine Minute, um deinen Körper zu spüren, festzustellen, ob du verspannt bist oder dir etwas weh tut und beobachte dann kurz deine Gedanken und Emotionen. Nimm sie wahr ohne sie zu werten. Stehe erst dann auf und beginne deinen Tag mit der Ruhe und Gelassenheit, die du gerade generiert hast. Es wurde wissenschaftlich erwiesen, dass alleine die Achtsamkeit für den eigenen Körper, ohne etwas Spezifisches zu tun, schon zu einer verbesserten Gesundheit und schnelleren Genesung bei Krankheiten führt.

Deswegen ist eine sehr lohnenswerte Übung das „Scannen" des eigenen Körpers. Setze dich am besten aufrecht hin, versuche deine Wirbelsäule gerade zu halten und dann schenke nacheinander verschiedenen Teilen deines Körpers Aufmerksamkeit. Du kannst dich von Kopf bis Fuß oder auch anders herum durcharbeiten. Stelle dir die Frage, wie es dem spezifischen Körperteil geht, ob es weh tut oder verspannt ist und bewege es vielleicht ein bisschen. Rolle deinen Nacken, kreise deine Handgelenke, hebe deine Arme und strecke deine Beine. Nimm dir nur ein paar Minuten Zeit, um deinem Körper Aufmerksamkeit zu schenken und er wird sich dafür bei dir bedanken.

„Der drei Minuten Taucher" ist eine Übung, die deine Tätigkeit für einen kurzen Moment unterbrechen soll, damit du dich wieder auf dich konzentrierst und das Gefühl für deinen Körper und Geist nicht aus den Augen verlierst. Du sollst dabei unterbrechen, womit du dich gerade beschäftigst und dir drei Minuten Zeit nehmen, um einfach den Moment zu beobachten. Konzentriere dich auf deine Sinne, frage dich aktiv, was du siehst, hörst, riechst oder schmeckst.

Beobachte deine Gedanken. Was ist gerade in deinem Geist dominant? Du sollst diese Gedanken nur bemerken, nicht werten, verarbeiten oder verändern. Es gilt, sich einfach für drei Minuten im „Sein“ zu verlieren und dieses auf sich wirken zu lassen.

Wie sind deine Essgewohnheiten denn so? Schlingst du manchmal in fünf Minuten dein Frühstück runter, liest du nebenbei ein Buch oder versuchst gleichzeitig deine E-Mails zu beantworten? Wahrscheinlich hast du, wie die meisten Menschen, die schlechte Angewohnheit, dir nicht wirklich Zeit für deine Mahlzeiten zu nehmen. Nutze deswegen jetzt den Moment, um damit anzufangen. Wenn du etwas isst, dann tu auch nur das, ohne irgendeine Art von Zweitbeschäftigung. Lasse dir Zeit und iss Bissen für Bissen ganz in Ruhe. Achte auf die Form, Farbe und Konsistenz deines Essens. Versuche die verschiedenen Zutaten herauszuschmecken und sei dir bewusst, wie heiß oder kalt es ist. Sei achtsam und gib dich dem Prozess mit allen deinen Sinnen hin. Vergiss nicht, dass Essen ein Genuss sein soll und nicht eine lebensnotwendige, zeitraubende Tätigkeit.

In der heutigen Zeit besitzt fast jeder, so bestimmt auch du, einen Computer, Fernseher und ein Handy. Wir sind immer erreichbar, der Strahlung und der Verpflichtung immer ausgesetzt. Wir fühlen uns schlecht, wenn wir nicht auf Nachrichten antworten und wickeln alle wichtigen Aspekte unseres Lebens über das Internet und die technischen Geräte ab. Um dir also mal wieder richtig Zeit für dich ohne Ablenkung nehmen zu können, stelle für einige Zeit am Tag alle Geräte ab und beschäftige dich nicht mit ihnen. Nimm dir zum Beispiel immer eine Stunde vor dem Schlafen gehen vor, alles abzuschalten und wegzupacken, lang zu duschen und dann entspannt ein Buch zu lesen. Kreiere Ruhe in deinem Umfeld.

Warten bringt fast immer Unruhe mit sich. Wenn man mit Freunden verabredet ist, die zu spät sind, wird man leicht genervt. Wenn man ewig in der Schlange an der Supermarktkasse steht, fühlt man sich, als hätte man seine Zeit verschwendet. Obwohl man beim Warten nichts tut, birgt es eine hektische, unruhige Grundstimmung, die natürlich kontraproduktiv für unser inneres Wohlbefinden ist. Deswegen der Tipp für dich: Warte mit Achtsamkeit. Spüre an der nächsten roten Ampel, an der du stehen bleibst, welches Gefühl in dir hochkommt. Vielleicht Ungeduld oder Nervosität? Nimm diese Gefühle aktiv wahr und beobachte sie. Achte dann auf deinen Körper und überlege, ob das Gefühl an einer bestimmten Stelle sitzt, der du besonders viel Aufmerksamkeit schenken kannst. Richte deine Aufmerksamkeit nach innen und nutze die Minuten des Wartens für ein bisschen Achtsamkeit.

Nicht nur beim Warten, sondern auch beim Gehen kannst du dir kurz einen Moment für eine Achtsamkeitsübung nehmen. Wenn wir gehen, sind wir meistens auf unser Ziel fokussiert, wollen an einem bestimmten Ort ankommen oder eine bestimmte Strecke überbrücken. Aber wir müssen den Prozess des Gehens sowieso in Kauf nehmen, wenn wir an unser Ziel kommen wollen, dann können wir diese Zeit auch nutzen. Achte also beim Gehen aktiv auf dich. Bemerke, wie du die Füße auf den Boden setzt. Welcher Teil deines Fußes berührt bei einem Schritt den Boden zuerst, welcher zuletzt? Gehst du langsam oder schnell? Hast du eine richtige und gesunde Lauftechnik? Schenke deinen Beinen und Füßen Aufmerksamkeit in ihrer Aufgabe. Dann versuche deine Atmung deinen Schritten anzupassen. Zuletzt kannst du auch versuchen, deine Schritte zu zählen oder aktiv deine Gehtechnik zu verändern. Du wirst merken, wie du durch diese simple Übung schon bald ein viel besseres Körpergefühl haben wirst.

Um dieses Körpergefühl auch in anderen Momenten des Alltags herzustellen, musst du kleine, automatisierte Prozesse bewusst wahrnehmen. Du denkst wahrscheinlich gar nicht mehr darüber nach, wie genau deine Bewegungen sind, wenn du dir die Haare mit Shampoo einschäumst, einfach, weil du es schon dein ganzes Leben lang tust. Der Prozess des Zähneputzens oder die Abarbeitung der mentalen Liste von wichtigen Dingen, vor dem Verlassen des Hauses, sind weitere Beispiele für solche automatisierten Prozesse. Durch die Veränderung dieser Abläufe und die Ausrichtung deiner Aufmerk–

samkeit darauf, kannst du dich sehr gut und einfach in Achtsamkeit üben. Putze einfach mal mit der anderen Hand als sonst die Zähne oder versuche nicht als aller erstes am Morgen ins Bad zu gehen, sondern deine Routine zu ändern. Bleibe aufmerksam auf dich selbst und lass das Unterbewusstsein mit seinen Automatismen nicht zu viele Aufgaben übernehmen.

Wenn du das Gefühl hast, dass dir eine Situation über den Kopf wächst, du dich in etwas zu sehr reinsteigerst oder schlicht und einfach den Überblick verlierst, dann versuche mal dich in die Lage eines Kindes zu versetzen. Kinder haben die wunderbare Angewohnheit, Dinge so zu betrachten, wie sie sind, weil sie durch mangelnde Erfahrung noch nicht voreingenommen sind oder in antrainierte Muster verfallen. Sie blicken fast naiv auf ihr bisheriges Leben. Solch eine simple und ehrliche Ausrichtung des Geistes kann in vielen Momenten sehr hilfreich sein, um einen Schritt zurückzutreten und durchzuatmen. Wenn man die Perspektive ändert, ändern sich auch die assoziierten Emotionen und Gedanken, sodass die Situation gar nicht mehr so stressig und unlösbar wirkt.

Ein Tag ist bei den meisten Menschen gefüllt mit Ortswechseln, der Erfüllung von Aufgaben und Abarbeitung von Verpflichtungen. Durch moderne Technologien und sich immer weiter entwickelte Erfindungen wurden die meisten alltäglichen Prozesse so effizient und zeitsparend wie möglich gemacht. Aber anstatt die freie Zeit für uns zu nutzen, schreiben wir noch mehr Punkte auf unsere To-Do Listen und halsen uns noch mehr Verantwortung auf.

Entschleunige also deinen Alltag ein Bisschen! Suche dir ein paar Minuten am Tag aus, in denen du alles was du tust, langsamer und achtsamer machst. Vielleicht startest du mit nur 5 Minuten am Tag und arbeitest dich langsam aber sicher zu einer Stunde hoch. Nimm dir zum Beispiel beim Kochen viel Zeit, um den Prozess zu genießen und richtig wahrzunehmen oder lies ein Buch betont langsam. Vor allem bei Prozessen, die eigentlich dem persönlichen Vergnügen dienen, sollte man betont ruhig sein, denn diese Aktivität gilt der eigenen Entspannung und Achtsamkeit. Werde ruhiger, es läuft dir nichts davon!

Für noch mehr Achtsamkeit kannst du dir deine ganz persönliche „Dreier Kombo“ erstellen. Das bedeutet, dass du dir drei kleine, fast belanglose Momente in deinem Leben suchst, in denen du Achtsamkeit übst. Du kannst zum Beispiel immer, wenn du das Haus verlässt noch einen Moment stehen bleiben, um tief durchzuatmen, beim Zähneputzen jeden Tag die aktive Hand wechseln und jeden Abend noch 5 Minuten aufrecht im Bett sitzen und einfach über die Ereignisse des Tages nachdenken. Suche dir drei kleine Übungen aus, die du fast täglich machen kannst und du wirst merken, wie du auch in anderen Lebensbereichen achtsamer wirst. Versuche, dich einige Momente in einer anderen, „kleineren Welt“, verlieren zu können. Was ist mit kleiner Welt gemeint? Jegliche Art von Objekt oder Organismus, die du siehst. Du kannst zum Beispiel im Park ein Eichhörnchen oder ein herabsegelndes Blatt beobachten. Nimm dir kurz Zeit das Beobachtungsobjekt wirklich anzuschauen und wahrzunehmen. Beschreibe in deinem Kopf die Farben, Formen, Bewegungsweisen und alles was dir noch dazu einfällt. Erlaube dir selbst, dich für einige Minuten darin zu verlieren und zu bemerken, dass deine Welt und Umwelt nicht für jeden relevant sind. Vergiss dich für ein paar Augenblicke und lasse dich ganz auf diese andere Welt ein, die du vor dir hast.

Um deinem Körper noch mehr Achtsamkeit zu schenken, betrachte in beliebigen Momenten einen deiner Finger. Bemerke seine Ausrichtung, beschäftige dich damit, wie deine Haut aussieht und sich anfühlt. Kannst du an deinem Fingernagel irgendwelche Besonderheiten erkennen? Nimm dir Zeit, deinen Körperteil eingehend zu betrachten und einfach zu beschreiben. Dann nimm deine Gedanken wahr und bemerke, wie du dich gerade fühlst. Horche nach innen und hör dir selbst zu.

Nach einem stressigen Tag voller Sinneseindrücke und innerer Unruhe kann es schwer sein, langsamer zu werden und wieder komplett in einen Zustand der Ruhe zurück zu gelangen. Wenn es dir so geht, dann versuche mal der Nacht zu lauschen. Lege dich abends ins Bett oder setze dich ans Fenster und versuche aktiv die Stille zu hören. Zähl die Geräusche, die diese Stille durchbrechen und versuche vielleicht auch in die Dunkelheit hinein zu schauen und etwas zu erkennen. Konzentriere dich erst ganz auf deine Sinne und dann schenke wieder deiner Gefühlswelt Aufmerksamkeit. Wie geht es dir gerade?

Suche dir einige dieser Übungen aus und integriere sie in deinen Alltag. Beim Thema Achtsamkeit ist es nicht wichtig alle Übungen regelmäßig und zu gleichen Anteilen auszuführen, sondern es geht darum, bei der Sache zu bleiben. Achtsamkeit ist eine Methode auf den Alltag zuzugehen. Das bedeutet diese Methoden müssen auch nach und nach Platz in deinem Alltag finden können, um ihre ganze Wirkung entfalten zu können.

13. Wie es dir komplett egal wird, was andere von dir denken

Wir haben alle schon mehrere Momente erlebt, in denen uns Dinge, die wir gesagt oder gemacht haben, peinlich waren. Wir haben uns auch schon oft genug gefragt, was andere über uns denken. Als Jugendliche hat uns brennend interessiert, ob unser Schwarm uns auch mag.

Heute glauben wir eine gewisse Feindseligkeit von einem Kollegen zu spüren oder haben das Gefühl, die neue Freundin des besten Freundes mag uns nicht. Wir verbringen unfassbar viel Zeit damit darüber nachzudenken, was andere wohl von uns halten könnten, obwohl wir das natürlich nie wissen können, weil wir nicht die Macht haben, Gedanken anderer zu lesen.

Und eigentlich ist es doch auch gar nicht nötig sich den Kopf darüber zu zerbrechen, ob wir von jedem, den wir kennen, positiv wahrgenommen werden. Tief in sich drinnen weiß man, dass solche Gedanken nicht zielführend sind und uns eigentlich egal sein sollte, wie andere uns sehen. Aber es ist trotzdem irgendwie schwierig diesen Mechanismus abzuschalten. Unmöglich ist es deswegen aber auf keinen Fall. Wie du diesen Prozess am besten angehst, erfährst du jetzt.

Zu aller erst müssen wir verstehen, wo dieser Zustand überhaupt herkommt. Er setzt sich aus zwei großen Faktoren zusammen. Zum einen ist das unsere eigene Definition des „Ichs". Wir haben eine bestimmte Vorstellung davon, wer wir sind und schreiben uns selbst einige Eigenschaften und Charakteristika zu. Dieses Bild von uns selbst wollen wir bestätigen, indem wir von anderen dazu passende Informationen bekommen. Wir wollen unser Bild festigen und das Gefühl haben, zu wissen, wer wir sind.

Wenn du dich selbst als aktiv, diplomatisch oder harmoniebedürftig wahrnimmst, dann wirst du versuchen dieses Bild aufrecht zu erhalten, indem du immer mehr kongruente Informationen sammelst. Du suchst Bestätigung von außen, weil du dir alleine nicht ganz sicher bist, wer du wirklich bist. Der zweite große Faktor ist die Umwelt um uns herum. Sie setzt sich aber nicht nur aus den objektiv wahrgenommenen Objekten und Prozessen zusammen, sondern ist immer von unserer Sozialisation, Erziehung und Konditionierung beeinflusst. Wir betrachten die Umwelt durch eine verzerrte Brille, weil wir unsere eigenen Normen, Werte und Regeln nicht ablegen können. Aus diesen zwei Ausgangspunkten heraus blicken wir in die Welt.

Nun ist es wichtig sich zu fragen, ob man wirklich schon einmal erlebt hat, was ein anderer denkt. Die Antwort auf diese Frage lautet immer „Nein". Vielleicht hat dir schon Mal jemand erzählt, was er über dich denkt oder dachte, aber wie es wirklich in seiner Gedankenwelt aussieht weißt du nicht. Du hast nicht die Fähigkeit die Gedanken der anderen zu lesen. Also wo kommen dann die Vermutungen her, was andere über dich denken? Wieso glaubst du, dass dein Arbeitskollege dich nicht leiden kann oder glaubt, dass du keine effiziente Arbeitskraft bist? Die Annahmen, die du triffst, und Befürchtungen, die du hast, produzierst du selbst. Du setzt sie aus deinem eigenen Inneren, also deinen eigenen Gedanken und aus deiner Umwelt zusammen, denn das sind die einzigen Dinge, auf die du kompletten Zugriff hast. Alles was du in den Köpfen anderer vermutest, befindet sich eigentlich in deinem eigenen. Du kannst nicht wissen, wie andere denken, weil jede Person anders denkt. Das macht deinen Geist alleinig dafür verantwortlich, dass du in vielen Menschen einen Feind vermutest.

Verinnerliche diese Information und lasse sie sacken. Es ist eine komische Vorstellung zu wissen, dass die Gedanken, die man von anderen vermutet eigentlich die eigenen sind. Aber gleichzeitig heißt das auch, dass wir komplett in der Hand haben, diesen Zustand zu ändern. Wenn alles nur in unserem Kopf passiert, müssen wir uns selbst ändern, was viel einfacher ist, als andere Menschen verändern zu wollen.

Damit wir aufhören uns Gedanken zu machen, was andere von uns denken, müssen wir selbst aufhören, über andere zu urteilen. Wir müssen uns eingestehen, dass wir diejenigen sind, die andere verurteilen. Beeinflusst durch unsere Sozialisation und all die Regeln und Normen, die wir verinnerlicht haben, sind wir selbst die geworden, die schlecht über andere denken. Und genau nach diesen persönlichen Normen glauben wir, von anderen beurteilt zu werden. Vielleicht bist du karriereorientiert und kannst nicht verstehen, warum Kollegen nicht die gleichen Ambitionen zeigen. Vielleicht findest du es auch dekadent und verschwenderisch, wenn jemand in einem sehr teuren Restaurant essen geht und gibst selbst in einem anderen Moment zu viel Geld für ein banales Kleidungsstück aus.

Du projizierst alles was du denkst, beurteilst oder verachtest auf den Geist anderer und unterstellst ihnen, genauso zu denken wie du.

Die Lösung ist also gleichermaßen simpel und schwer durchsetzbar. Um aufzuhören, darauf zu achten, was andere denken könnten, musst du selbst aufhören so über andere zu denken. Du musst aufhören deine Normen auf jeden Menschen um dich herum zu beziehen, denn nicht jeder lebt nach den gleichen Regeln und Strukturen. Es sollte dir schlicht und ergreifend egal sein, was andere Menschen tun. Reg dich also beim nächsten Treffen mit Bekannten nicht auf, wenn jemand das Besteck falsch herum hinlegt.

Vermute nicht sofort Faulheit, wenn ein Kollege sich krankmeldet und werfe nie mehr jemandem vor, die falschen Prioritäten im Leben zu haben. Es bringt nichts andere zu be- und verurteilen. Jeder Mensch darf sein, wie er ist. Verinnerliche diese Erkenntnis! Man kann nicht erwarten, dass jeder Mensch nach den gleichen Abläufen und Prinzipien lebt, das wäre ja auch langweilig. Was wäre die Welt denn, wenn wir alle exakt gleich wären? Das bedeutet natürlich auch, dass du gut so bist, wie du bist und das Recht hast ganz du selbst zu sein.

Natürlich ist es nicht ganz einfach eine Denkweise sofort abzulegen und es wird dir bestimmt nicht von einem auf den anderen Tag gelingen. Aber sei geduldig und starte klein. Ertappe dich dabei, wie du schlechtes über andere denkst und stoppe dich dabei. Erinnere dich daran, dass jeder Mensch eine Daseinsberechtigung hat. Bemerke auch, wann du dich mal wieder frägst, was jemand anderes über dich denken könnte. Verstehe, dass es keine Relevanz hat und du es auch gar nicht wissen kannst. Erst, wenn du deine Mechanismen erkennst, kannst du sie fallen lassen.

Natürlich wird es dir in manchen Situationen schwerer fallen, als in anderen, dich von deinen Gewohnheiten zu entfernen. Umfelder, in denen du dich weniger wohl fühlst oder in denen du dich besonders beobachtet fühlst, zum Beispiel, wenn du eine Rede hältst, werden schwer zu meistern sein. Aber mit genügend Ausdauer und Willen sind dir hier keine Grenzen gesetzt. Versuche einen Zustand zu erreichen, in welchem du komplett unabhängig von der Meinung anderer bist. Es wird dir helfen deine Selbstkenntnis zu stärken und erlaubt dir gleichzeitig ein weniger voreingenommener Mensch zu werden. Erkenne also immer wieder, dass jeder Mensch so sein darf und sollte wie er möchte. Jeder Mensch ist gut so, wie er ist.

Wenn du es so schaffst weniger darauf zu achten, was andere von dir denken, wirst du einen Anlass weniger zum Grübeln haben. Du wirst erkennen, dass die Menschen gar nicht so über dich denken, wie du vermutest und dass es verschwendete Lebensenergie ist, seine kognitiven Kapazitäten darauf zu richten. Es bringt nichts, sich mit solchen Eventualitäten zu beschäftigen, da man vermutlich sowieso falsch liegt und auch nichts an der Situation ändern kann. Wenn du aufhörst über andere nachzudenken, hörst du auch auf darüber nachzugrübeln, was diese von dir glauben. Du sparst dir wertvolle Zeit, eliminierst dominante Quellen der Grübelei und hast somit mehr Möglichkeit dich auf die wirklich wichtigen, positiven und schönen Dinge zu konzentrieren.

14. Die 11 simpelsten Methoden, um Stress immens zu reduzieren

Du weißt nun alles, dass es zu wissen gibt, wenn du dein Gedankenkarussell zum Stoppen bringen willst. Lass dir lediglich noch ein paar Tipps und Tricks zur Stressreduktion an die Hand geben. Diese kannst du immer dann verwenden, wenn du das Gefühl hast, dass alle deine Aufgaben und Verpflich–tungen dir zu viel werden und du Gefahr läufst wieder in Grübeleien abzusinken.

Wenn du deinen Stress abbauen willst, versuche Mal mit den Zehen zu wackeln. Das hört sich im ersten Moment zwar ziemlich banal und seltsam an, hilft aber tatsächlich. Denn einerseits erfordert das Wackeln Konzentration, die du auf deinen Körper und deine Muskeln richten musst, andererseits erfordert es Energie, die du dann nicht mehr in die Auseinandersetzung mit deiner Stresssituation investieren kannst.

Durch das bloße Wackeln mit deinen Zehen durchbrichst du quasi den Stresskomplex und kannst somit deinen Fokus auf etwas Anderes richten. Versuche dich auch gerne in Variationen dieser Übung, in denen du versuchst deinen Atem und das Zehenwackeln zu synchronisieren oder dabei Affirmationen zu sprechen. Du kannst dir auch eine Art Choreographie für die Zehen ausdenken, die du befolgen musst. Wenn du dir beispielsweise vornimmst, drei Mal den Linken großen Zeh zu heben und zu senken und dann den anderen, erfordert das noch mehr Konzentration und leitet somit deinen Energiestrom um. Du schenkst deine Aufmerksamkeit nicht mehr deinem Stress, sondern simplen Konzentrationsaufgaben.

Wann bist du häufig gestresst? Wahrscheinlich, wenn du an deinem Computer sitzt und arbeitest oder wenn du dich um Papierkram kümmerst. Das ist oftmals anstrengend und nervig und führt daher zu erhöhtem Stress. Suche in solchen Momenten den Blick in die Ferne. Wende dich hin und wieder von deinem Bildschirm ab und sieh aus dem Fenster. Beschreibe dir selbst, was du siehst und frage dich, was wohl der fernste

Punkt ist, den du erkennen kannst. Was kommt dahinter? Weißt du überhaupt in welche Himmelsrichtung du schaust? Setze dich mit all diesen Fragen auseinander und bemerke, wie der eigentliche Ursprung deines Stresses immer mehr in den Hintergrund rückt.

Zur Reduktion von Stress kann auch das Lächeln beitragen. Wie zuvor schon erwähnt, kann es sehr hilfreich sein, sich zum Lächeln zu zwingen, da man so dauerhaft eine bessere Stimmung aufbaut. Auch zum Auflösen des Stresskomplexes kann dies zielführend sein, da durch die Anspannung des Lachmuskels das Gehirn so stimuliert wird, dass positive Gefühle entstehen. Und wer kann sich schon gestresst fühlen, wenn er gerade sehr glücklich ist? Zwinge dich also dazu, einfach eine oder sogar zwei Minuten zu Lächeln und bemerke wie dein Stress sich in Luft auflöst.

Stress und Verspannung gehen oft Hand in Hand. Um den Stress zu lösen kann es also ratsam sein, auf den eigenen Körper zu achten. Versuche dich einmal komplett auszuschütteln und deinen Körper so zu bewegen, dass deine Verspannungen gelöst werden können. Stelle dich dazu gerade hin und fange dann Schritt für Schritt an, an deinem Körper zu arbeiten. Hüpfe auf der Stelle und werde locker. Beginne dann zusätzlich zum Hüpfen deine Körperteile zu schütteln. Nimm erst die Arme dazu, dann die Beine. Steigere dich in deinen Bewegungen immer weiter. Höre dann nach einer Minute auf zu hüpfen. Stelle dich wieder gerade hin und beginne deinen Kopf und Nacken von links nach rechts und dann von rechts nach links zu kreisen. Schüttle deinen Stress einfach weg.

Wenn du dich fühlst, als würde dir der Stress mal wieder über den Kopf wachsen, nimm dir zwei Minuten Zeit. Lege deine Hände vors Gesicht, atme fünft Mal tief ein und aus und denke dabei an eine schöne Erinnerung, die dich in diesem Moment glücklich macht. Bemerke dabei, dass deine Atmung wirklich tief in den Bauch hineingeht und nicht nur oberflächlich bleibt. Wenn du so eine gewisse Ruhe erreicht hast, fange an Grimassen mit dem Gesicht in deinen Händen zu schneiden. So kann es niemand sehen, es muss dir also nicht peinlich sein, aber du kannst so deine Gesichtsmuskulatur lockern.

Als letzten Schritt kannst du dir selbst eine kleine Massage gönnen. Knete deinen eigenen Nacken durch, denn dort sitzt häufig die Verspannung, vor allem, wenn du viel am Schreibtisch sitzt. Die Abfolge dieser kleinen Aufgaben wird es dir erlauben, dich innerhalb kürzester Zeit wieder zu entspannen, deinen Fokus und deine Positivität wieder zu gewinnen. Nimm dir also ruhig hin und wieder Mal zwei Minuten Pause. Wenn du einfach nur deinen Nacken entspannen willst, kannst du das natürlich durch eine kurze und intensive Selbstmassage tun. Setze dich hierzu aufrecht auf einen Stuhl und lasse dann deinen Kopf nach vorne fallen. Lehne ihn erst hinüber zur rechten Schulter, dann zur linken. Wenn du diese Dehnung im Halsbereich noch verstärken möchtest, kannst du zusätzlich eine Hand auf die jeweilige Schläfe legen und so die Intensität selbst bestimmen. Massiere dann mit festen und bestimmten Bewegungen deinen Schulter- und Nackenbereich, bis du kurz vor dem Gesicht angekommen bist und kreise zuletzt nochmal deinen Nacken in beide Richtungen. Danach solltest du wieder bereit sein, ein paar Stunden am Schreibtisch zu verbringen, ohne das Gefühl zu haben, dass dein Kopf gleich abfällt.

Wenn du gestresst und angespannt bist, viel Zeit in einem Büro oder im Sitzen verbringst, fühlst du dich am Ende eines Tages steif und geschafft. Versuche deshalb, dich richtig auszupowern. Mache ein kurzes, aber intensives Workout, sprinte einige Meter, mache Liegestütze oder springe wie wild durch die Gegend. Suche dir etwas aus, was dich innerhalb kürzester Zeit körperlich schafft. Führe diese Übung mit kleinen Pausen dazwischen drei bis fünf Mal durch und versuche jedes Mal deine ganze Energie hineinzustecken. Lege dich anschließend auf den Rücken, lege die Hände auf den Bauch und spüre nach. Bemerke wie dein Atmen immer langsamer wird und die Anspannung des Tages und der gerade absolvierten Sporteinheit von dir abfallen. Merke wie du immer ruhiger und entspannter wirst. Wenn du während eines anstrengenden Tages auf schnelle Art und Weise wieder

Energie gewinnen willst, dann führe hin und wieder diese Atemübung durch. Atme kontrolliert und tief ein und wieder aus. Spanne bei der Einatmung so viele Muskeln wie möglich an, halte einige Sekunden die Luft an und lass dann mit der Ausatmung alle Muskeln wieder los. Führe diese Atemtechnik mehrfach am Stück durch.

Durch die Anspannung der Muskeln wird der Blutfluss in deinem Körper angeregt und gibt dir so mehr Energie, wodurch du dich wieder fitter und fokussierter fühlst. Gönne dir nach dieser Übung noch ein oder zwei Minuten Ruhe mit geschlossenen Augen und entspannenden Gedanken, bevor du dich mit neu gewonnener Energie wieder deinen Aufgaben zuwendest.

Genau das gleiche kannst du auch in einer intensiveren Version machen. Lege oder Stelle dich dafür am besten hin. Spanne dann deinen kompletten Körper an, halte die Anspannung so lange du kannst, möglichst bis zu einer Minute, bevor du deine Muskeln wieder loslässt. Intensiviere also die zuvor erklärte Übung, indem du deine Spannung länger hältst. Das Gefühl der Entspannung wird dadurch umso besser sein. Eine weitere bewährte Technik der Entspannung ist es, die Finger zu massieren. Wenn du nur wenig Zeit hast oder sogar in einem Meeting bist, kannst du diese Übung sehr einfach durchführen. Dazu legst du den Daumen der linken Hand auf die Unterseite deines rechten Mittelfingers und den Zeigefinger der linken Hand auf die Oberseite. Massiere nun für 15 Sekunden deinen Finger direkt unterhalb des Nagels und wechsel danach die Seiten. Du wirst merken, dass dich diese simple Entspannungstechnik, die aus dem Shiatsu kommt, sofort entspannen wird.

Zuletzt nun noch eine sehr bekannte und beliebte Atemübung. Es geht darum, die Atmung zu kontrollieren und zu systematisieren. Versuche also deine Einatmungen und Ausatmungen ganz regelmäßig und gleichmäßig zu gestalten. Atme durch die Nase ein und zähle dabei bis fünf. Bei der Ausatmung durch den Mund solltest du genauso lange brauchen. Es geht darum, eine gewisse Regelmäßigkeit zu erreichen. Je länger deine Atemzüge sind, desto besser, denn desto ruhiger wirst du. Erzwinge aber trotzdem keine extrem langen Zeitintervalle, wenn du dafür noch nicht bereit bist. Es sollte dir nicht schwerfallen, denn bei der Übung geht es um Entspannung, die natürlich nicht erreicht werden kann, wenn du dir zu hohe Ziele steckst. Du kannst dich langsam steigern, aber achte dabei immer auf deine eigenen Fähigkeiten und Kapazitäten. Durch diese Rhythmisierung des Atmens wirst du ganz einfach Entspannung im Alltag erreichen.

15. Schluss mit Grübeln! Das 3-Wochen-Praxis-Programm

Eine der effektivsten Gewohnheiten, um unnötiges Grübeln langfristig zu stoppen, ist die Meditation, da du dabei lernst, Abstand zu deinen Gedanken zu gewinnen und dich nicht mehr von ihnen kontrollieren zu lassen.

Deswegen ist das primäre Ziel dieses Praxis-Programms, Meditieren zu einer täglichen Routine werden zu lassen. Frage dich in den nächsten 3 Wochen (zusätzlich zu den täglichen Aufgaben) jeden Abend die folgenden Fragen. Schreibe die Antworten auf:

- Hast du heute gegrübelt?
- Zu welchem Thema?
- Wie bist du dagegen vorgegangen und hat es geholfen?

Diese Fragen helfen dir, herauszufinden, welche Strategien am besten für dich funktionieren. Experimentiere mit den verschiedenen Methoden, die im Buch erklärt wurden.

Tag 1

Um Gewohnheiten in den Alltag zu integrieren, sollte man ganz klein anfangen. Der erste Schritt sollte immer sehr einfach sein, da man dann viel gewillter ist, den zweiten und die darauffolgenden Schritte zu meistern. Deswegen ist die heutige Aufgabe sehr simpel:

1. Richte dir eine Meditationsecke ein, dabei ist es wichtig, dass du dort ungestört bist. Gestalte den Platz am besten so schön, dass du immer wieder inspiriert wirst, dort hin zu gehen. Ein fester Meditationsort ist sehr wichtig, da er als Anker dient.

Nach einiger Zeit wirst du automatisch in einen entspannten Zustand kommen, sobald du diesen Ort betrittst. Je öfter du dich in deine Meditationsecke begibst, desto einfacher wird dir das Meditieren fallen.

Wenn du keine bestimmte Ecke hast, die du ausschließlich zum Meditieren benutzen kannst, suche dir trotzdem einen Ort aus, an dem du ab jetzt jeden Tag meditierst.

2. Lege 2 feste Meditationszeiten fest, an denen du ab morgen meditierst. Es empfiehlt sich, eine Zeit direkt nach dem Aufstehen und eine vor dem Schlafengehen zu wählen, da du in dieser Zeit meistens ungestört bist.

Tag 2

Heute möchte ich mit dir ein kleines Experiment machen. Setze dich zu deinen Meditationszeiten hin und versuche 5 Minuten an nichts zu denken. Du denkst wahrscheinlich, dass das unmöglich ist. Versuche es trotzdem einfach mal. Ich empfehle dir, dass du deine Augen schließt. Immer wenn ein Gedanke kommt, schiebe ihn einfach weg. Mache es zu deiner ersten Meditationszeit ohne Musik, zu deiner zweiten Meditationszeit mit Musik. Beantworte direkt nach den Übungen die folgenden Fragen, so spontan wie möglich. Sei zu 100% ehrlich zu dir selbst.

1. Ist es dir einfach gefallen an nichts zu denken, wenn ja, warum?

2. Ist es dir schwer gefallen an nichts zu denken, wenn ja, warum?

3. Was konntest du aus dieser Übung über dich selbst lernen?

Tag 3

Ich gehe stark davon aus, dass die gestrige Übung sehr schwierig war. Du hast es am eigenen Leib erfahren, dass es eigentlich gar nicht geht, an nichts zu denken. Denn, ob du willst oder nicht, dein Kopf ist ständig am rattern. Zu versuchen, keine Gedanken zu haben, ist also sinnlos. Du kannst aber Abstand zu deinen Gedanken gewinnen. Das ist eine wichtige Erkenntnis, die du selbst gemacht haben musst. Viele Menschen gehen nämlich davon aus, dass man beim Meditieren keine Gedanken haben darf. Das führt dann automatisch dazu, dass man innerlich angespannt wird, weil man keine Gedanken haben will.

Mit der heutigen Übung machst du den ersten Schritt, um Abstand zu deinen Gedanken zu gewinnen und dich nicht mehr so stark mit negativen Glaubenssätzen zu identifizieren. In der Übung geht es darum, herauszufinden, welche Art von Gedanken in deinem Kopf herumspucken. Das Ziel ist es nicht, dass du nur eine bestimmte Art von Gedanken hast, sondern dass du erkennst, wie dein Kopf grundsätzlich arbeitet. Diese Übung kann dir viel Klarheit über dich selbst schenken. Lies dir die folgenden Fragen vor der Übung durch:

1. Beschreibe kurz und knapp, was du über deine Gedanken herausfinden konntest. Warst du die ganze Zeit bei einem Thema oder sind deine Gedanken wild zu verschiedenen Themen gesprungen?

2. Warst du die ganze Zeit nur Beobachter deiner Gedanken oder hast du dich hin und wieder darin verloren und hast es gar nicht bemerkt?

3. Von welcher Art waren deine Gedanken? Eher positiv oder negativ?

4. Wie bist du mit negativen Gedanken umgegangen?

5. Was konntest du aus dieser Übung über dich selbst lernen?

Setze dich an deinen Meditationsort und beobachte für einen kurzen Zeitraum deine Gedanken.

Wähle einen für dich angenehmen Zeitraum. Wenn du z.B. nach 2 Minuten schon merkst, dass du innerlich verkrampfst und ein unangenehmes Gefühl hast, beende die Übung. Du sollst Meditation nämlich nicht mit etwas negativem verbinden.

Fange mit einer Zeit an, mit der du dich selbst wohlfühlst und die dich nicht überfordert. Setze dich hin und beobachte einfach nur deine Gedanken, Nimm wahr, was in deinem Kopf vorgeht. Schreibe deine Erkenntnisse zu den oben stehenden Fragen auf.

Tag 4
Du hast gestern wahrscheinlich erkannt, dass deine Gedanken sehr wirr sind. Mit regelmäßiger Meditation trainierst du dich dahingehend, dass du die Wahl hast, auf deine Gedanken zu hören oder eben nicht. Du wirst nach einiger Zeit deine Gedanken wahrnehmen und sein lassen können, ohne dich davon beeinflussen zu lassen. Vielleicht hast du gestern schon bemerkt, dass die Stimmen im Kopf teilweise sehr unterschiedlich sind. Unterschiedlich laut, unterschiedlich schnell, mal männlich, mal weiblich, aggressiv oder sanft, usw. In der heutigen Übung geht es darum, herauszufinden welche Art von Stimmen du in deinem Kopf hast. Dadurch erhältst du mehr Klarheit über das Gedankenchaos. Wähle heute die Zeit in der du meditierst wieder so, dass es dich nicht überfordert. Lies dir folgende Fragen vor der Übung durch:

1. Welche Art von Stimme/n hast du in deinem Kopf? (männlich/weiblich/gemischt)

2. Wie spricht diese Stimme mit dir? (dominant/ einfühlsam/ freundlich/ aggressiv/ etc.)

3. Wie fühlst du dich, wenn du auf diese Stimme hörst?

4. Was konntest du aus dieser Übung über dich selbst lernen?

Setze dich zu deinen Meditationszeiten hin und beobachte die Stimmen in deinem Kopf. Versuche während der gesamten Zeit die Rolle des neutralen Beobachters einzunehmen und dich nicht mit deinen Gedanken zu identifizieren. Schreibe danach deine Erkenntnisse zu den Fragen auf.

Tag 5

Wahrscheinlich konntest du gestern schon einiges über deine Stimmen im Kopf herausfinden, vielleicht war es für dich aber noch sehr schwer zu differenzieren. Das ist am Anfang ganz normal. Mit der Zeit werden deine Gedanken immer weniger Einfluss auf dich haben.

Vielleicht hast du schon bemerkt, dass manche Gedanken ganz schön extrem sind. Dann ist dir wahrscheinlich aufgefallen, dass man diese extremen Gedanken schnell wieder wegschieben will. Wir leben in einer Gesellschaft, die sehr viele Regeln, Normen und Werte hat. Von Geburt an bekommen wir mit, was gut und schlecht ist, wie man sich verhält und wie man sich nicht verhält. Zum Beispiel sollte man immer freundlich zu anderen sein. Wenn wir dann aber Gedanken haben, die dieser

Einstellung widersprechen, wollen wir diese direkt verdrängen. Immer wenn wir Gedanken haben, die entgegengesetzt der gesellschaftlichen Normen sind oder entgegen dem Selbstbild, dass wir uns aufgebaut haben, wollen wir sie so schnell wie möglich wegschieben. Du sagst damit aber auf einer unbewussten Ebene zu einem Teil von dir selbst (deinem Gedanken), dass du ihn nicht haben willst.

Damit verstößt du einen Teil von dir, dadurch dass du ihn nicht wahrnehmen willst und ihn verdrängst. Mit der Zeit entfernst du dich so von dir selbst. Jeder Gedanke, den du verdrängst, manifestiert sich im Unterbewusstsein, wird dich in Form von Gedanken und Gefühlen immer weiter beeinflussen und so wirst du nie zur Ruhe kommen. Das ist einer der Gründe warum das Gedankenchaos entsteht. Wenn man den negativen Gedanken einfach nur akzeptiert, löst er sich irgendwann auf. Bei allem was du nicht beachtest und verdrängst, geht dein Gehirn davon aus, dass es schlimm sein muss, sonst würdest du nicht weg gucken.

In der heutigen Übung sollst du dich mit deinen schlimmsten Gedanken konfrontieren. Sei dabei zu 100% ehrlich zu dir selbst. Nimm dir Papier und Stift und schreibe einfach 10 Minuten darauf los. Schreibe deine schlimmsten Gedanken auf, egal wie schlimm diese sind. Lies es dir danach durch und nimm dann den Zettel und verbrenne ihn. Zu deinen festgelegten Meditationszeiten sollest du (wie jeden Tag) wieder meditieren. Du kannst heute z.B. die Mantra-Meditation, die im Buch erklärt wurde, ausprobieren oder einer geführten Meditation aus dem Internet folgen.

Tag 6

Vielleicht hast du gestern das erste mal diese schlimmen Gedanken einfach mal angeschaut und angenommen. Immer wenn ein Gedanke kommt, den man nicht haben will, ist es wichtig ihn einfach zu beobachten.

Dadurch wirst du ihn mit der Zeit los. Gestern ging es darum, wie gesellschaftliche Regeln und Normen dazu führen können, dass du deine Gedanken verurteilst. Mit der Zeit hast du durch Erfahrungen und Feedback von anderen Leuten auch Normen, Regeln und Werte für dich selbst aufgestellt. In den meisten Fällen bist du dir über diese gar nicht bewusst. Sie bestimmen dein Leben oft unbewusst.

Vielleicht willst du bestimmte Dinge mittlerweile auf eine andere Weiße handhaben. Aber wegen diesen fest verankerten Glaubenssätzen fällt es dir schwer, dein Verhalten zu ändern oder anders zu reagieren. Heute geht es darum, diese Normen, Regeln und Werte, die du für dich selbst aufgestellt hast, herauszufinden. Setze dich eine halbe Stunde hin und beantworte die folgenden Fragen schriftlich:

1. Welche internen Regeln hast du für dich selbst aufgestellt? Nenne mindestens 5.

2. Wie wirken sich diese Regeln auf deinen Umgang mit dir selbst aus? Sorgen sie dafür, dass du einen besseren Draht zu dir selbst aufbaust oder bewirken sie das Gegenteil?

3. Stelle dir vor, du hättest diese Regeln und Erwartungen nicht in deinem Kopf. Wie würde sich das auf deine innere Harmonie auswirken?

4. Welche dieser Regeln kommen von dir selbst, aus eigener Überzeugung?

5. Welche dieser Regeln hast du einfach von anderen (Eltern, Vorgesetzten, Idolen, Freunden, etc.) übernommen?

6. Was konntest du aus dieser Übung über dich selbst lernen?

Achte auch im Alltag darauf, wenn du z.B. irgendetwas machen möchtest, du dir dann aber selbst sagst, dass du das nicht machen kannst, weil.... Versuche den Tag über ein Gespür dafür zu entwickeln. Dann kannst du sehr viel über dich selbst lernen.

Tag 7

Die heutige Aufgabe baut direkt auf der gestrigen auf. Durch die Regeln für dich selbst, stellst du gleichzeitig auch Regeln für deine Mitmenschen auf. Jeder hat im Laufe des Lebens Regeln für sich selbst aufgestellt. Teilweise sind diese gleich, teilweise aber komplett unterschiedlich. Da ist es kein Wunder, dass es immer wieder zu zwischenmenschlichen Konflikten kommt.

Ein simples Beispiel: Ein Pärchen lebt zusammen und der Mann hat gelernt, dass man nach dem Essen Gemütlichkeit einkehren und das Geschirr erstmal stehen lässt. Nun kann es sein, dass die Frau in einer Familie groß geworden ist, in der sie gelernt hat, dass man direkt nach dem Essen das Geschirr wegräumt.

Wenn sich der Mann etwas zum essen macht, das Geschirr erstmal stehen lässt und sich entspannt, wird die Frau sich wahrscheinlich beschweren, sobald sie nach Hause kommt. Man geht oft davon aus, dass die eigenen Regeln genauso viel Sinn für die anderen Menschen machen müssen. Aber das ist meistens nicht so.

Weil jeder in seiner eigenen Welt lebt und keiner so wirklich sieht, in welcher Welt der andere lebt, kommt es oft zu Konflikten.

In der heutigen Übung geht es darum herauszufinden, welche Regeln du, aufgrundlage deiner eigenen Regeln, für andere Menschen aufgestellt hast. Das machst du auf einer unterbewussten Ebene.

Setze dich mindestens 20 Minuten hin und beantworte die folgenden Fragen schriftlich:

1. Welche Regeln hast du für deine Mitmenschen aufgestellt? Nenne mindestens 5.

2. Sind diese Regeln immer gerechtfertigt?

3. Bei welchen Regeln siehst du Konfliktpotenzial und was bedeutet das für dein eigenes Wohlbefinden?

4. Was konntest du aus dieser Übung über dich selbst lernen?

Setze dich in den Meditationszeiten hin und beobachte, was jetzt gerade da ist. Vielleicht kommen irgendwelche Regeln hoch, vielleicht auch nicht. Nimm die Meditationen als Zeit, in der du ohne Zwang in dich gehst.

Achte heute auch tagsüber darauf, welche Regeln du unbewusst für andere aufgestellt hast.

Tag 8

Heute sollst du deine Meditationszeit etwas steigern. Wenn du dieses Programm bis jetzt durchgeführt hast, bist du schon 7 Tage dabei und kannst etwas weiter gehen. Meditiere ab heute einfach nur ein bisschen länger. Du entscheidest selbst, wie viel länger (ob eine, 2 oder 5

Minuten mehr). Heute gebe ich dir zusätzlich etwas mit, das dir dabei helfen wird, abends besser herunterzufahren, besser einzuschlafen, die Gedanken zu ordnen und gleichzeitig am nächsten Morgen eine positivere Grundstimmung zu haben. Wie schon erwähnt, ist es sinnvoll, eine Meditation morgens und eine abends zu machen. Am Morgen legst du dadurch nämlich den Grundstein für den Tag und sorgst dafür, dass du entspannter, gelassener und ruhiger in den Tag startest. Am Abend löst du Gedanken, die dich noch belasten und innere Konflikte, die sich im Laufe des Tages ergeben haben, auf und schläfst dadurch besser. Wenn deine Meditationszeiten nicht morgens und abends sind, dann lege sie zumindest heute so.

Heutige Übung: Lasse deinen Tag am Abend Revue passieren. Gehe in Gedanken alle Situationen durch, die du heute erlebt hast (Konflikte, Streitgespräche, aber auch schöne Situationen). Bleibe bei jeder Situation, die dich irgendwie noch emotional berührt, einige Sekunden stehen. Beobachte diese , aber versuche nicht, eine Lösung dafür zu finden. Alleine durch das Beobachten wird sich das Gefühl, das damit verbunden ist, ein Stück weit auflösen. Zusätzlicher Hinweis: Gehe den Tag nicht von vorne nach hinten durch, sondern von hinten nach vorne. Fange in der jetzigen Situation an und gehe alle Erlebnisse Stück für Stück bis zum Aufwachen durch. Der Sinn dahinter ist, dass du deine täglichen Routinen nicht überspringst. Von hinten nach vorne musst du viel konzentrierter bei der Sache sein und die Wahrscheinlichkeit, dass du Dinge auslässt, ist viel geringer. Schüttel am Ende der Übung negative Emotionen und Gedanken körperlich ab.

Du wirst besser einschlafen und mit einem positiveren Gefühl aufwachen, weil du negative Emotionen schon ein Stück weit aufgelöst hast. Normalerweiße passiert das nämlich im Traum, aber wenn du es vorher schon gemacht hast, kannst du dich in deinen Träumen auf einer unbewussten Ebene viel einfacher mit etwas positivem beschäftigen.

Tag 9

Du hast dich in den letzten Tagen mit deinem Verstand und deinen Gedanken beschäftigt und hoffentlich ein bisschen mehr Klarheit darüber gewinnen können.

Vielleicht hat dieses Beobachten noch mehr Chaos in dir hervorgerufen, aber das ist anfangs ganz normal, denn du hast dein Leben lang weggesehen und deinen Kopf machen lassen, was er wollte. Jetzt lenkst du deine Aufmerksamkeit darauf und dein Kopf wehrt sich automatisch dagegen. Durch das Beobachten bekommst du nach einiger Zeit wieder die Herrschaft über deinen Verstand, indem du klar entscheiden kannst, auf welche Gedanken du hörst und auf welche nicht. Du hast wahrscheinlich gemerkt, dass das Beobachten der Gedanken nicht so einfach ist, weil noch viel Chaos in deiner Denkmaschine herrscht. Heute stelle ich dir eine Methode vor, die es dir ermöglicht, die Gedanken ein Stück weit herunterzufahren und dadurch mehr Leichtigkeit und Klarheit zu bekommen.

Dein innerer Fokus kann immer nur auf einer Sache sein. In den meisten Fällen ist es so, dass der Fokus auf den Gedanken liegt und dadurch herrscht so viel Chaos. Eine einfache Möglichkeit aus dem Kopf herauszukommen ist, den internen Fokus zu verlagern. Wenn du den Fokus weg von den

Gedanken und hinein in den Körper bringst, dann wirst du automatisch abschalten und in einen ruhigeren Zustand kommen. Deine Gedanken werden automatisch weniger. Dafür kannst du sehr gut deinen Atem nutzen. Dein Gemütszustand beeinflusst deine Atmung. Wenn du z.B. in Hektik bist und Stress hast, atmest du schnell und flach, also nicht in den Bauch sondern in die Brust hinein. Wenn du entspannt bist, atmest du langsam und tief. Das kann man aber auch für sich nutzen, denn der Atem wirkt sich auch auf den Zustand aus. In den heutigen Meditationen sollst du ganz bewusst tief in den Bauch atmen und dadurch entspannen.

Tag 10

Gestern hast du gemerkt, wie schnell man entspannen kann, wenn man mit der Aufmerksamkeit weg vom Kopf und hinein in den Körper geht. Heute sollst du deinen Atem auch beobachten, aber nicht bewusst tief ein- und ausatmen, sondern den Atem so sein lassen, wie er ist.

Das ist eine hervorragende Übung, um das Beobachten von z.B. Gedanken zu üben. Bei Gedanken ist dies nämlich schwieriger, da man sehr dazu neigt, sich in diese hineinzusteigern.

Nimm am Anfang der heutigen Meditationen ein paar ganz bewusste, tiefe Atemzüge, um den Fokus hinein in den Körper zu bringen. Beobachte danach die Atmung, ohne sie zu kontrollieren. Das geht auf verschiedene Arten:

1. Fokussiere dich nur auf deine Nasenflügel und beobachte wie die Luft durch diese hinein und wieder hinaus strömt.

2. Beobachte wie die Luft in die Lunge hinunter geht, wie du sie in deinem Hals spürst, wie sich dein Brustkorb und Bauch mit Luft füllt und die Luft wieder entweicht.

Experimentiere ein wenig. Fokussiere z.B. erstmal ein paar Minuten die Nase, dann ein paar Minuten die Lunge und beobachte dann den kompletten Atemfluss von Nase bis Bauch. Finde heraus, was für dich am besten funktioniert.

Tag 11
Die letzten 2 Tage hast du in deinen Meditationszeiten deinen Atem beobachtet. Heute verlagern wir den internen Fokus allgemein auf den Körper. Der Atem schwingt immer im Hintergrund mit, in der Hektik des Alltags wird er nicht wahrgenommen. Die heutige Übung hilft dir in Situationen in denen du Stress, Sorgen, Selbstzweifel und Ängste hast. Wenn du mit deiner Aufmerksamkeit in deinen Körper hineingehst und ihn spürst, dann raubst du automatisch deinen Gedanken die Energie. Wenn du während des Alltags merkst, dass die Gedanken Überhand nehmen, dann gehe einfach mit deiner Aufmerksamkeit für ein paar Sekunden in einen bestimmten Körperteil und spüre diesen. Ich empfehle Körperteile, die man sehr einfach spüren kann, z.B. die Hände (bei dir kann das auch ein anderer Körperteil sein).

Gehe in deinen heutigen Meditationszeiten mit deiner Aufmerksamkeit von oben nach unten durch deinen Körper und finde für dich selbst heraus, welche Körperstelle du sehr einfach und klar spüren kannst.

Tag 12
Die heutige Übung wird dir dabei helfen, zu entspannen. Wenn du meditierst, wirst du automatisch entspannter, ruhiger und gelassener. Wenn du dich in einen entspannten Zustand bringst, kannst du aber auch besser meditieren.

Diese beiden Faktoren bedingen sich also gegenseitig. Das Gegenteil von Entspannung ist Anspannung. Das heißt, wenn du angespannt bist und direkt danach in einen Entspannungszustand gehst, ist die gefühlte Entspannung größer, als wenn du in einem normalen Zustand bist und versuchst zu entspannen. Das wird dir wesentlich schwieriger fallen, weil der Kontrast nicht so groß ist.

Gehe während den heutigen Meditationszeiten mit deiner Aufmerksamkeit von Kopf bis Fuß durch deinen Körper und spanne nacheinander jeden Körperteil an. Fange mit deinen Gesichtsmuskeln an, gehe weiter zum Hals, zu den Schultern, usw. Spanne also jeden Muskel erst an und entspanne ihn danach bewusst, um den Kontrast zu spüren und wesentlich einfacher in einen Entspannungszustand hinein zu kommen.

Besorge dir außerdem für die morgige Übung etwas Leckeres zu Essen.

Tag 13

Heute möchte ich dir einen weiteren wichtigen Grundsatz der Meditation mit auf den Weg geben. Es geht um das Konzept des Bewusstseins bzw. der Totalität. Die meisten Menschen sind den Großteil ihres Tages komplett unbewusst. Gehe deinen Tag einmal von Anfang an durch. Zum Beispiel beim Zähneputzen denkst du gar nicht darüber nach, wie du es am besten machst. Es passiert unbewusst und immer in einem gewohnten Muster.

Du kannst es einfach mal weiterspinnen und wirst merken, wie sich das durch den ganzen Tag zieht. Grundsätzlich sind diese Gewohnheiten etwas gutes. Stelle dir vor, du müsstest jedes mal überlegen, wie du Zähne putzt oder Auto fährst. Du wärst total überfordert. Die Gewohnheiten helfen dir, deinen Tag einfacher zu gestalten.

Gleichzeitig bist du in Gedanken aber oft ganz woanders. Du bist mit deinem Bewusstsein nicht im jeweiligen moment, dadurch verschiebst du dein Glück auf einer unbewussten Ebene auf später. Es gibt Leute, die bei einem wunderschönen Sonnenuntergang am Strand sitzen und sagen: „Es ist alles schön, aber wenn ich jetzt noch ein Cocktail hätte, dann wäre alles perfekt." Sie finden sogar in den schönsten Augenblicken noch irgendetwas, was ihnen jetzt gerade nicht passt.

Die Unbewusstheit sorgt dafür, dass wir nie mit der vollen Aufmerksamkeit im Moment sind, sondern immer irgendwo anders in der Zukunft oder Vergangenheit. Deswegen ist es sehr wichtig, dass wir bewusster sind. Das ist auch deine heutige Aufgabe.

Sei bewusster, bei allem was du tust. Du kannst z.B. mit deiner vollen Aufmerksamkeit Zähne putzen, ohne an etwas anderes zu denken. Dadurch gewinnen Kleinigkeiten eine völlig neue Bedeutung. Mache heute jede

Tätigkeit zu etwas totalem, was du jetzt mit deiner vollen Aufmerksamkeit tust. Versuche heute den ganzen Tag über ein bestimmtes Level an Bewusstheit zu halten.

Du solltest dir gestern eine Leckerei besorgen. Diese brauchst du jetzt. Iss es ganz bewusst, mit deiner 100%igen Aufmerksamkeit. Nimm es dazu in die Hand, schaue es dir ganz genau an, spüre, wie es sich an den Fingern anfühlt, riech, wie es duftet, beiß dann ganz langsam und genüßlich hinein, kaue mit der vollen Aufmerksamkeit, spüre, wie sich der Geschmack langsam in deinem Mund ausbreitet. Nimm ganz bewusst wahr. Du wirst merken, dass das Essen eine ganz andere Qualität für dich gewinnt.

Tag 14

Du hast nun 2 ganze Wochen durchgehalten, darauf kannst du wirklich stolz sein. Das ist nämlich keine Selbstverständlichkeit. Wie viele Leute kennst du, die etwas im Leben ändern wollen und schon nach ein paar Tagen aufgeben? Gerade wenn du dein Grübeln stoppen willst, ist diese Anfangszeit am schwierigsten. Du hast jetzt schon viele Grundsätze der Meditation mitbekommen.

Einer der wichtigsten ist, bewusst zu sein, nicht nur in den Meditationszeiten, sondern auch den Tag über hinweg. Wenn du diese Bewusstheit zu einer Gewohnheit gemacht hast, wird sie irgendwann zu deinem

Gesamtzustand. Dann wirst du automatisch entspannter und glücklicher, weil du mehr im Hier und Jetzt bist. Heute wollen wir einen weiteren wesentlichen Schritt auf diesem Weg gehen.

Deine Aufgabe ist, dass du nach deiner Morgenmeditation deine Meditation mit in den Tag hinein nimmst und versuchst solange wie möglich bewusst zu sein. Du meditierst und dann stehst du z. B. auf, um etwas zu essen, versuche ganz bewusst in die Küche zu gehen und dein Essen bewusst zuzubereiten. Esse dann ganz bewusst und versuche diese Bewusstheit solange wie möglich aufrecht zu erhalten. Zusätzlich sollst du heute etwas machen, dass dir dabei helfen wird. Nimm einen Stift und male dir einen kleinen Punkt auf die Hand zwischen Daumen und Zeigefinger. Dieser Punkt soll dir heute als Erinnerung dienen. Immer wenn du ihn siehst, bedeutet das, bewusst zu sein und in das Hier und Jetzt zurück zu kommen.

Tag 15

Du hast dich jetzt schon sehr viel mit dir selbst beschäftigt und ein Bewusstsein über dich gewonnen. Du hast gelernt wie du deine Gedanken beobachten, differenzieren und verringern kannst, indem du mit deiner Aufmerksamkeit vom Kopf in den Körper gehst. Manchmal ist es trotzdem noch so, dass man in der Hektik des Alltags versinkt und es einem schwer fällt, sich in sich selbst zurückzuziehen. Aber je mehr du Meditation zu einem festen Bestandteil deines Lebens machst, desto einfacher wird dir das fallen.

Heute möchte ich dir eine kleine Aufgabe mitgeben, die dir dabei helfen soll, der Hektik des Alltags ein Stück weit zu entfliehen und die dafür sorgen wird, dass du automatisch in dich zurück kommst. Diese Übung nennt sich „Freeze“. Es bedeutet, dass du komplett einfrieren und dich kein bisschen bewegen sollst. Mache das heute während den Meditationszeiten und stelle dir drei mal am Tag einen Wecker. Friere ein und nehme die Situation ganz bewusst wahr, sobald der Wecker klingelt. Verweile für 30 Sekunden in der Position, in der du gerade bist. Dadurch, dass wir in einer Tätigkeit bzw. im Tun waren, kommen wir durch diesen plötzlichen Stopp viel mehr in den Zustand des Seins hinein.

Bewege dich nicht und wenn z.B. irgendetwas juckt, lasse es jucken. Wenn du bemerkst, dass du eigentlich schlucken willst, beobachte einfach dieses „schlucken wollen“. Wenn du diese Dinge einfach nur beobachtest, werden sie automatisch verschwinden.

Tag 16

Ich habe dir schon mitgegeben, dass der Großteil unseres Alltags in Gewohnheiten abläuft. Manche sind nützlich und sinnvoll, weil wir ohne sie einfach verloren wären. Viele dieser Gewohnheiten sorgen aber dafür, dass unbewusst Stress in uns entsteht. Heute wollen wir der Sache ein bisschen mehr auf den Grund gehen und herausfinden, welche dieser Gewohnheiten gut für dich sind und welche Stress auslösen. Die heutige Aufgabe ist im Prinzip ganz einfach: Beobachte dich heute nach jeder Aktion, die du machst.

Die Meditationszeiten sollen dafür sorgen, dass es mehr und mehr zur Gewohnheit wird, dass du dich selbst beobachtest und dich nicht mehr mit dem identifizierst, was in dir vorgeht. Ziehe dich heute nach jeder Aktion einmal kurz in dich selbst zurück und beobachte dich. Das kannst du so fein unterteilen wie du möchtest. Eine Aktion kann z.B. das Zähneputzen sein. Wenn man so anfängt, kann man den Tag wahrscheinlich in hunderte Aktionen unterteilen. Wenn dir das zu fein ist, kannst du z. .B deine Morgenroutine als eine Aktion zählen, die ersten zwei Stunden Arbeit z.B. als nächste. Lege für dich selbst fest, was du als Aktion deutest. Gehe nach jeder Aktion einmal kurz in dich. Ich empfehle dir, dass du die Augen schließt. Fühle in dich hinein. Der Sinn dabei ist, dass du dadurch die Verbindung zu dir selbst stärkst. Denn die meiste Zeit des Tages bist du mit deinem Fokus im Außen. Du fokussierst dich hauptsächlich auf Dinge, die du machen musst, sollst oder willst. Wenn du das allerdings nach jeder Aktion machst, wirst du merken, welche Aktion Stress in dir hervorruft und wie du dich nach einer bestimmten Aktion fühlst. Mit diesen Erkenntnissen kannst du in Zukunft bei den Aktionen, die Stress oder irgendwelche anderen negativen Gefühle in dir hervorrufen, bewusst bleiben. Mache diese Aktionen dann bewusst langsamer und konzentrierter. Durch diese Übung kannst du heute sehr viel über dich selbst herausfinden.

Noch ein kleiner Hinweis: Frage dich auch immer mal wieder am Ende des Tages: „Was konnte ich heute über mich selbst lernen?" Mache dir diese Frage zu einer Gewohnheit. Wenn du dir diese Frage nämlich regelmäßig stellst, wirst du unterbewusst in jeder Situation viel mehr darauf achten, was du daraus lernen kannst. Außerdem siehst du bewusster, wie du jeden Tag kleine Fortschritte machst.

Tag 17

Mittlerweile wird Meditation immer mehr zu einem festen Bestandteil deines Tages. Heute möchte ich dir einen weiteren Grundgedanken der Meditation mitgeben. Es geht um das Gesetz der Langsamkeit. In unserer Gesellschaft ist es sehr verbreitet, dass wir immer alles schnell machen müssen.

Das ist natürlich sehr nützlich für die Gesellschaft, denn sie ist dann sehr produktiv und kann viel leisten. Aber dadurch bleibt oft Ruhe, Gelassenheit und Entspannung auf der Strecke. Heute sollst du ganz bewusst in einen Zustand der Langsamkeit hineingehen. Indem du alles langsamer machst, bringst du dich automatisch in einen meditativen Zustand. Durch die Langsamkeit wirst du entspannter, deine Körperfunktionen fahren herunter, deine Gedanken werden langsamer und dadurch weniger. Deine Tagesaufgabe ist, dass du mindestens 3 Mal während des Tages in Zeitlupe gehst, für einen Zeitraum, den du selbst bestimmen kannst. Ich empfehle dir ungefähr 5 Minuten. Es bedeutet, dass du alles in einem Drittel der normalen Geschwindigkeit machst.

Für die Meditationszeiten hast du schon viele Möglichkeiten kennen gelernt. Es geht bei der Meditation auch darum, mit der Zeit selbst herauszufinden was dir gut tut. Ein wichtiger Indikator dafür ist, ob es dir Spaß macht. Also achte auch ein bisschen darauf, welche Meditationstechniken dir Spaß machen und mache diese vermehrt. Versuche auch mit der Zeit neue oder alte Meditationstechniken aufzugreifen.

Du bist schon eine lange Zeit mit dabei. Was hat sich bisher für dich geändert? Oft merken wir gar nicht, wenn wir uns verändern, weil wir uns so schnell an neue Gegebenheiten gewöhnen. Wenn du diese Fragen beantwortest, wirst du erkennen, wie viel sich bereits verändert hat.

1. Vergleiche dich mit dir selbst vor 2 Wochen. Was hat sich verändert? Nenne mindestens 5 Gegebenheiten.

2. Konntest du den Draht zu dir selbst stärken? Vergleiche dich mit dir vor 2 Wochen.

3. Konntest du etwas über deine Gewohnheiten, Regeln, Gedanken und unbewussten Verhaltensmuster lernen? Wenn ja, was?

4. Konntest du deine Grübeleien in den letzten 2 Wochen reduzieren?

5. Was ist deine Nummer 1 Erkenntnis bis jetzt?

Tag 18

Heute möchte ich dir eine weitere Grundeinstellung der Meditation mitgeben. Die meisten Menschen lassen sich im Alltag sehr leicht von sich selbst ablenken, z.B. sind 90% der Menschen in der Bahn an ihrem Handy, wenn nicht dann lesen sie ein Buch oder machen irgendetwas anderes.

Dahinter steckt einfach nur, dass Menschen dazu neigen, sich von sich selbst abzulenken. Grundsätzlich ist an diesen Tätigkeiten nichts verkehrt, aber wenn es dich auf einer unbewussten Ebene davon abhalten soll, in dich selbst hinein zu spüren, dann wird es gefährlich. Der Grund wieso so viele Menschen sich ablenken, ist folgender: Immer wenn wir ungestört für uns alleine sind und das nicht gewohnt sind, kommen negative Gefühle hoch.

Die meisten Menschen wollen keine negativen Gefühle haben, deswegen schauen sie weg und lenken den Fokus auf etwas anderes, um dieses negative Gefühl tief in sich nicht wahrnehmen zu müssen.

Aber durch dieses Wegsehen, sagt man einem bestimmten Teil von einem selbst, dass man ihn nicht haben will. Dadurch entsteht mit der Zeit eine innere Spaltung. Deswegen sind so viele Menschen in unserer heutigen Gesellschaft psychisch krank. Früher gab es noch nicht so viele Ablenkungen (z.B. Handy oder Fernseher). Die Menschen mussten sich mal eine halbe Stunde hinsetzen ohne irgend etwas zu tun. Stelle dir vor, dass dein Inneres wie ein Haus ist. Es gibt Menschen, die sich nie mit ihrem Inneren beschäftigen. Also wurde das Haus 20, 30 oder sogar mehrere Jahre nicht betreten, also auch nicht gewartet oder sauber gemacht. Stelle dir nun vor, dass du nach 20 jahren in das Haus hinein gehst. Es ist natürlich voller Staub. Dieser wird dann aufgewühlt und vernebelt die Sicht. Der Staub zeigt in dieser Metapher alle negativen Gefühle, die erst einmal hochkommen, sobald man anfängt, bewusst zu sein. Deswegen ist Meditation am Anfang auch so schwer. Es ist aber nötig, um diesen Staub mit der Zeit weg zu wischen, bis das Haus wieder sauber ist.

Nimm dir heute, zusätzlich zu deinen normalen Meditationszeiten, mindestens eine halbe Stunde ungestörte Zeit für dich selbst. Das bedeutet kein Handy,

Fernseher oder sonstige Ablenkungen. Setze dich an einen ungestörten Ort und sei eine halbe Stunde nur bei dir selbst. Nimm einfach nur wahr, was hochkommt. Wenn negative Gefühle hochkommen, beobachte diese einfach. Du wirst mit der Zeit feststellen, dass sie automatisch wieder verschwinden.

Tag 19

Die gestrige Aufgabe fiehl dir wahrscheinlich nicht leicht, aber ich denke, du konntest einiges über dich selbst lernen. Ich rate dir, dass du dir immer mal wieder Zeit für dich selbst nimmst.

Heute möchte ich mit dir auf die Gefühlsebene gehen. Das habe ich mir bis hier hin aufgesparrt, weil Gefühle, gerade am Anfang, sehr schwer zu differenzieren sind. Gefühle können einen sehr stark übermannen, wenn man vorher nicht schon eine gewisse Bewusstheit über sich selbst gewonnen hat. Der Grund dafür ist, dass wir einen Großteil unserer Gefühle nicht so heraus lassen können, wie wir das gerne möchten. Typisches Beispiel: Dein Chef macht irgendetwas, das dir total gegen den Strich geht und du bist unglaublich wütend auf ihn, aber weil du deinen Chef nicht einfach anschreien kannst, sagst du nichts, um deinen Job zu behalten und keinen Stress mit ihm zu bekommen. Aber diese Wut, die entsteht, bleibt in dir drinnen. Würdest du sie einfach herauslassen und deinen Chef anschreien, würde sie sich in diesem Augenblick auflösen. Gefühle kann man auf verschiedene Arten auflösen.

Die effektivste Weise ist, dass man sie einfach herauslässt. Das ist aber in unserer Gesellschaft nicht immer möglich. Das Problem daran ist, dass du sie dann in dich selbst hinein frisst. Alles was wir nicht sofort auflösen, geht in unseren Kopf.

Eigentlich ist ein Gefühl ein körperlicher Zustand, wenn du diesen aber nicht ausleben kannst, wird er zu einem geistigen Zustand. Das Gefühl bleibt gespeichert und kann dich Tage, Wochen, Monate oder sogar Jahre später noch belasten. Deswegen ist es so wichtig, dass du starke Gefühle jeglicher Art dann auflöst, wenn sie da sind. Erlaube dir selbst, diese Gefühle mehr herauszulassen und akzeptiere in manchen Situationen (Abwägungssache) die gesellschaftlichen Konsequenzen. Wenn das aber nicht geht, dann gibt es eine Sache, die du ab heute tun kannst:

Gehe während den Meditationszeiten heute in dich hinein und spüre ganz bewusst, wie du dich jetzt gerade fühlst. Gehe in das Gefühl hinein und gib diesem Gefühl zusätzlich einen körperlichen Ausdruck. Wenn du z.B. Angst hast, dann kauere dich auf dem Boden zusammen. Gib diesem Gefühl zusätzlich einen Laut. Wenn du z.B. wütend bist, dann schreie. Durch diesen Ausdruck erlaubst du dem Gefühl zu sein und dadurch löst es sich mit der Zeit Stück für Stück auf.

Beantworte am Ende des Tages die folgenden Fragen:

1. Was war heute dein vorwiegend vorherrschendes Gefühl?

2. Wie hat es sich angefühlt, als du voll und ganz in das Gefühl hineingegangen bist?

3. Fiel es dir leicht oder wolltest du das Gefühl am liebsten loswerden?

4. Was konntest du heute über dich selbst lernen?

Tag 20

Gestern konntest du wahrscheinlich einiges über deine Gefühle lernen und hast vielleicht schon herausgefunden, was passiert, wenn du in deine Gefühle hineingehst und hast gemerkt, dass es am Anfang gar nicht so einfach ist. Vielleicht ist dir auch aufgefallen, dass die Gefühle anfangs erst einmal stärker werden, wenn du ganz bewusst in sie hinein gehst.

Deswegen haben so viele Menschen auch Angst davor, ihre Gefühle bewusst anzuschauen. Heute gebe ich dir eine mächtige Übung mit, die dir extrem dabei helfen wird, dass du in Zukunft auch richtig starke negative Emotionen abbaust. Ich empfehle dir diese Übung täglich über einen längeren Zeitraum hinweg zu machen, immer

wenn du starke negative Emotionen hast. Vor allem bei Wut, denn Wut ist sehr verbreitet in unserer Gesellschaft, weil wir Dinge einfach nicht so herauslassen können, wie wir das gerne wollen und dadurch entsteht diese Wut.
Nimm dir während den Meditationszeiten ein Kissen (vielleicht hast du sogar einen Boxsack zuhause) und prügle mit voller Wut auf es ein. Du kannst dir dabei auch eine Person vorstellen, auf die du wütend bist. Lasse heute so viel heraus, wie es geht. Wenn es bei dir nicht geht, dass du zuhause rumschreist, dann schrei leise in dich hinein. Das hat fast die gleiche Wirkung, wie wenn du ganz laut schreist. Du wirst mit der Zeit merken, dass die Wut immer mehr von einer bestimmten Person weg geht und zu einem Gefühlszustand wird, den du relativ gut von außen beobachten kannst. Mit regelmäßiger Übung wirst du deine negativen Gefühle viel differenzierter betrachten können und kannst so extrem viel über diese lernen und sie Stück für Stück auflösen.

Viel Spaß bei der Übung, sie macht wirklich Spaß.

Tag 21

Respekt, dass du bis heute durchgehalten hast. In den letzten 3 Wochen hast du den Grundstein dafür gesetzt, das Grübeln langfristig auf ein Minimum zu reduzieren. Wenn du jetzt einfach aufhörst, war alles was du jetzt gemacht hast nicht für die Katz, aber deine Erfolge werden mit der Zeit wieder verflachen. Deine heutige Aufgabe ist eine ganz einfache: Feiere dich selbst. Du hast wirklich etwas geschafft. Du hast wirklich an dir gearbeitet. Vielleicht hast du schon sehr große Erfolge gehabt. Vielleicht hast du aber noch nicht den Erfolg, den du dir wünscht. Aber was auch immer bis hierhin passiert ist, du bist auf einem Weg. Du hast die ersten Schritte getan. Aller Anfang ist immer schwer und es ist ganz wichtig, dass du dich regelmäßig belohnst. Und das sollst du heute machen.

Mache diesen Tag heute zu einem Tag, der für dich einen perfekten Tag ausmacht. Gönne dir etwas, was du dir normalerweise nicht gönnen würdest und mache Dinge, die du gerne machst. Sorge einfach dafür, dass du diesen Tag, so gut es geht, genießt.

Danksagung

Vielen Dank, dass du dich zum Kauf dieses Buches entschieden hast. Ich hoffe, dass es dir dabei geholfen hat, dein Grübeln zu minimieren und zu innerer Ruhe zu finden.

Falls dir dieses Buch gefallen hat, würde ich mich sehr freuen, wenn du mir bei Amazon eine kleine Bewertung für diesen Ratgeber hinterlässt. So könntest du ihn für mehr Mitmenschen zugänglich machen.

Ich wünsche dir von Herzen viel Glück und Erfolg!

Autor: Marcel Lehmann
Verleger: David Netsch

Impressum
Angaben gemäß §5 TMG

David Netsch
Georg-Reismüllerstraße 31
80999 München

Telefon: +4917680201821
E-Mail: netschdavid@gmail.com

Printed in Poland
by Amazon Fulfillment
Poland Sp. z o.o., Wrocław

71671428R00103